PBLDで学ぶ周術期管理

編集 駒澤 伸泰・森本 康裕
　　　大阪医科大学　　宇部興産中央病院

克誠堂出版

執筆者一覧

編　集　　駒澤　伸泰（大阪医科大学麻酔科学教室/同附属病院医療技能
　　　　　　　　　　　　シミュレーション室副室長）
　　　　　　森本　康裕（宇部興産中央病院麻酔科）

執筆者　　城戸　晴規（大阪医科大学麻酔科学教室）
　　　　　　駒澤　伸泰（大阪医科大学麻酔科学教室/同附属病院医療技能
　　　　　　　　　　　　シミュレーション室）
　　　　　　南　　敏明（大阪医科大学麻酔科学教室）
　　　　　　三原　良介（大阪医科大学麻酔科学教室）
　　　　　　服部　一生（大阪医科大学麻酔科学教室）
　　　　　　植木　隆介（兵庫医科大学麻酔科学・疼痛制御科学講座）
　　　　　　伊藤明日香（久留米大学医学部麻酔学教室）
　　　　　　江尻加名子（和歌山県立医科大学麻酔科学教室）
　　　　　　羽場　政法（国保　日高総合病院麻酔科）
　　　　　　谷奥　　匡（和歌山県立医科大学麻酔科学教室）
　　　　　　木村　斉弘（東京慈恵会医科大学麻酔科学講座）
　　　　　　吉田　朱里（和歌山県立医科大学麻酔科学教室）
　　　　　　藤原　俊介（大阪医科大学麻酔科学教室）
　　　　　　趙　　崇至（松下記念病院麻酔科）
　　　　　　島本　葉子（宇部興産中央病院麻酔科）
　　　　　　上嶋　浩順（昭和大学医学部麻酔科）
　　　　　　宮﨑　直樹（国立病院機構　熊本医療センター麻酔科）

　　　　　　　　　　　　　　　　　　　　　　　　　　　　（執筆順）

序　文

　「患者の不幸が医師を育てる」とは私が常々感じていた矛盾である。患者には申し訳ないことだが、多くのトラブルに遭遇し対処した経験が医師の糧となっていたのは間違いない。

　医学教育や高機能シミュレーターの進歩によりこのような患者急変時の対応や困難な症例の管理を教育の一環として体験、学習できるようになった。実際の臨床で経験する前に想定される急変時の対応を学んだり、他者の経験を共有することが可能となったのである。

　そのような中で、近年注目されている Problem-Based Learning Discussion (PBLD) は症例を元に問題点や対処法を少人数でディスカッションしながら学習する方法である。近年は日本麻酔科学会などで PBLD のセッションは必ず行われているが、学会で受講する以外にその内容を学習する方法はなかった。

　本書は日本医学シミュレーション学会で試みている周術期 ALS コースのシナリオを中心にして、周術期の急変時への対応を学習できるツールとして企画した。1人で読んで学習してもらってもよいし、グループ学習のネタ本として使ってもらってもよい。単なる問題集ではなく読者が一つ一つの設問をじっくり考えながら読んでもらえるように工夫した。また、シミュレーターを用いた他職種でのセミナーのシナリオとして使用できるように巻末にシナリオ集も付けた。麻酔科医が、単なる知識や医療技術だけでなく、周術期管理に必要なノンテクニカルスキルまで含めた医療安全の中心的な役割を果たせるようにまとめたつもりである。また、麻酔科専門医試験対策にも最適であろう。

　医師1人の経験では1万例に1例のレベルの状況には対応できない。本書が周術期管理の安全向上に貢献できることを希望している。

　最後に、本書の編集を助けてくれた大阪医科大学麻酔科学教室の駒澤伸泰先生、多大な御協力を賜った克誠堂出版の関貴子氏に心から感謝いたします。

2016年10月吉日

森本　康裕

本書の読み方

　ご高覧下さりありがとうございます。本書はPBLDに従って周術期の急変や困難な症例の管理を学んでいくことを目的としています。これまでにない形式の本なのでまず本書の読み方について説明します。

症例：
　症例は16例あります。タイトルにどのような症例かを記載するとネタバレになるので何も書きませんでした。症例の特徴についてはKey Wordsを載せていますのでこれを参考に読み始めて下さい。

症例経過1：
　まず症例の背景を記載しています。場合によってはこの経過で問題が生じるかもしれません。

設問：
　経過の区切りで、この段階で考えること、必要な処置について設問を入れています。本書は問題集ではありませんので、各設問についてこの段階で適当かどうかよく考えて下さい。
　実際の臨床では、間違いではないが、ここでは優先順位は低いという対応はよくあります。○か×か白黒をつけにくい選択があるということです。このような設問については△としました。例えば挿管困難時にDAMカートを持ってくるのは○ですが、除細動器は最悪必要になるかもしれませんが、換気が保たれていれば優先順位は低いかもしれません。このような選択が△です。ですから次の段階では○になる可能性があります。まず、何をすべきか？ 次は？ という順に考えてもらうとよいと思います。

解説：
　上記の設問に対しての回答と説明です。回答については無理に×をつくらないようにしたので○が多くなっています。できるだけ本書のみで必要な知識を得られるようにしました。

Point：
　ここでの考え方を簡潔にまとめています。表や図をいれていますので参照して下さい。
伝えたい一言：
　最低覚えておいてもらいたいポイントです。
症例経過2：
　以下同様に進めていきます。
本症例のポイント：
　最後に症例をとおしてのポイントです。ゆっくり読み直して復習して下さい。
文献：
　さらに深く勉強したいときに参照して下さい。

森本　康裕

周術期二次救命処置に対する PBLD の意義
～周術期管理チームのための多職種連携教育を含めて～

■■■ 手術室における心停止と二次救命処置の特徴

　患者情報や既往歴の把握が難しい院外心停止に比して、手術室内の心停止は患者背景、既往歴、術前血液検査、合併症などの患者情報が豊富である。また心停止の原因も手術侵襲が原因のものが多く、大量出血、電解質異常などについて比較的判断しやすい。さらに、導入時気道管理不適切を除いて、多くの症例では気道確保が行われており、点滴確保も行われていることが多い。特に高度な気道確保が行われていることにより、「連続的な胸骨圧迫が可能」→「脳血流、冠血流の絶え間ない維持」→「酸素化能の改善、適正換気による過換気の回避と胃液逆流による誤嚥予防」が可能となり蘇生率向上に寄与すると考えられる。また、"心肺蘇生ガイドライン 2015"で推奨される波形表示型カプノグラフィを含むモニタリングが心肺停止時より装着されていることも大きな特徴である。心停止の認識も早期に可能となり、心肺蘇生開始までのタイムラグは最小限化される。

　チームメンバーはすなわち、日常の手術室内で協働する周術期チームメンバーであるため、心肺蘇生の知識や急変時対応に関してコミュニケーションを取りやすい。

■■■ 手術室蘇生における周術期管理チームの役割

　このように手術室における心停止では一般の院外心停止や病棟での心停止に比して迅速で質の高い心肺蘇生が行える可能性がある。手術室で患者の安全を守る医療従事者である麻酔科医、手術室看護師、外科医、臨床工学技士は周術期管理チームのメンバーである。

　しかし、手術室が環境整備により心肺蘇生に有利な環境であっても、蘇生を

行う周術期チームのパフォーマンスしだいで患者予後は変化する可能性がある。まず手術室蘇生では、清潔の有無で蘇生の中心現場が術野と非術野に分類されることを認識する必要がある。大量出血を例に挙げる。術野では外科医の1名が胸骨圧迫もしくは開胸心マッサージを行いながら、他の外科医が止血に全力を尽くし手洗い看護師もその介助を行う。同時に術野外では、麻酔科医が外回り看護師、臨床工学技士と連携し、蘇生薬投与、輸液輸血の準備と投与、補助循環などの準備を行う。蘇生行為の中心が「術野」と「非術野」の両方に存在することとなるため、お互いの綿密な連携が必要である。さらに、いわゆる補助循環などによる蘇生方法はエビデンスに乏しい側面があるが、有効性を示唆する症例報告も多く、状況により迅速に判断する必要がある。

■■■ 手術室蘇生に向けた周術期管理チームの訓練としてのPBLD

　周術期管理チームが手術室蘇生において患者に最良の予後を提供するためには日常臨床における経験のみでは不十分であることは明らかである。手術室の心肺蘇生は頻度がまれであり、On the job trainingだけでは十分でない。

　現実症例で発生する事態を予測・再現し訓練するためには、手術室を例にとると麻酔科医、看護師、外科医、臨床工学技士などの周術期管理チームの技術と知識だけでなく、医療チーム内の協力体制構築が必要である。ゆえに個人能力向上だけでなく、医療チームとして情報伝達やチームワーク、状況判断などのノンテクニカルスキル育成も必要である。

　特に、マネキンやPBLD（Problem-based Learning and Discussion）を用いた多職種でのシミュレーショントレーニングは、コミュニケーション能力や状況判断能力育成などのノンテクニカルスキルに対する有効性が示唆されている。手術室蘇生の円滑な遂行という明確な学習目標に対し、特に前述した術野と非術野の蘇生行為の円滑な連携と情報共有は極めて重要である。マネキンを用いたシミュレーショントレーニングは、多職種連携のテクニカルスキル、ノンテクニカルスキルにおいて有効であるが、限界点も存在する。それは、臨床現場においてガイドラインはあくまでもガイドラインであり、絶対的正答は存在しないからである。さまざまな患者要因や手術要因に起因する手術室内の心停止では、それぞれの状況に対する適切な対応を、エビデンスレベルの高さ、低さ関係なしに提供できる能力が必要である。その対応が正しいかどうかは

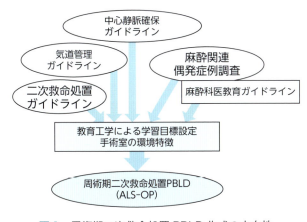

図1　周術期二次救命処置 PBLD 作成の方向性

「神のみぞ知る」であるが、さまざまな選択肢や対応を緊急時に即時に提供する能力が手術室二次救命処置では必要である。ゆえにわれわれは PBLD 形式の周術期二次救命処置コースの開発に取り組んできた。

■■■ 周術期二次救命処置に必要な PBLD

　周術期二次救命処置に必要な PBLD 作成においては図1に示すように「各種処置に対するガイドライン（二次救命処置、中心静脈確保、気道管理など）」、「麻酔科医教育ガイドライン」、および「麻酔関連偶発症例調査」を重視し、テーマを模索する。さらに各テーマに関して教育工学的検討を加え学習目標を策定し PBLD を作成する。下記に具体的な目標を記す。

　気道管理関連では換気不能による心停止の予防や対応が第一である。しかし、気道管理に関する危機的状況は解剖学的気道管理困難に限定されない。アナフィラキシーショックや喘息発作などの生理的状況に基づく気道閉塞や換気不能の解除も周術期危機管理として重要である。さらには気道火災や喉頭痙攣などの外部要因が原因となる気道管理困難への注意喚起も大切である。

　循環管理に関するものでは、周術期心筋梗塞に対する基本的な対応を検討する必要があろう。右冠動脈と左冠動脈の梗塞時の基本的な対応だけでなく、循環器内科へコンサルテーション方法や高次施設搬送などについて検討すること

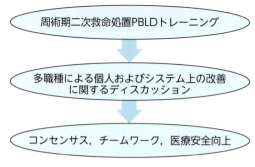

図2 PBLDを用いて多職種連携，医療安全向上を！

が必要である。また、肺塞栓症に関しても予防と発生時の対応方法は施設により多様であり、PBLDでディスカッションを行い、施設ごとの対応を再確認することが意義深い。危機的大量出血に関しては通常のガイドラインだけでなく産科的危機的出血への対応も含めるべきと考える。

　中心静脈関連に関しても麻酔科医は病院の医療安全の中で中核的な役割を期待されることが多いため、合併症の早期発見と対応が期待される。中心静脈による合併症は血胸や上大静脈穿孔などによる循環血液量減少性ショックだけではない。心タンポナーデや緊張性気胸などのような閉塞性ショックは迅速性が要求されるため、即座に鑑別診断に挙げ、対応できる訓練が必要であると考える。

　ペインクリニック領域、緩和医療領域においても、急変対応は発生する。局所麻酔薬などの偶発的なくも膜下投与時の対応を損ねることで致死的となる。また、局所麻酔薬中毒の心肺蘇生でも、lipid rescue といわれるように脂肪乳剤を用いた方法が特効薬的な位置づけとされている。さらに、セロトニン症候群や、オピオイド離脱症候群の迅速かつ有効な対応は麻酔科専門医として必須であり、今後追加していきたいと考えている。

■■■ PBLDを用いた多職種連携教育の意義

　PBLD教育を最大限活用するために、PBLD後のフィードバック・デブリーフィングが大切である。すなわち、PBLD施行後に、「個人における医療安全に関する認識の改善」だけでなく、「組織の医療安全体制変革について討議」する

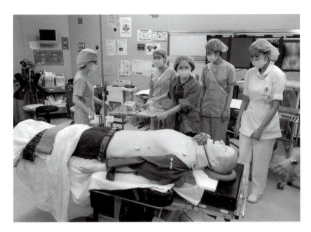

図3　シミュレーショントレーニング

ことが重要である。組織の医療安全体制変革は個人の医療従事者の意識改革のみでは不可能であり、多職種でのコンセンサスを必要とする。院内でともに協働し同じ環境で働く多職種の参加者が、PBLDを用いてコミュニケーションが円滑な状況で問題点の抽出と改善点のディスカッションを行えるため、システムの変革に有効である。すなわち、実臨床に基づいたPBLDシナリオシミュレーション終了後に共通の問題としてディスカッションすることで、個人の気づきが深まるだけでなく、医療安全向上につながる（図2、3）。

本書が周術期管理チームの多職種連携における危機管理能力向上に少しでも寄与することを心から祈念している。

【参考文献】

1) Mark SL, Lauren CB, Peter JK, et al. Part 7：Adult Advanced Cardiovascular Life Support：2015 American Heart Association Guidelines Update for Cardiopulmonary Resuscitation and Emergency Cardiovascular Care. Circulation 2015；132：S444-64.
2) 駒澤伸泰, 羽場政法, 上嶋浩順ほか. 周術期に対応するALSコース（ALS-OP）の提案. 日臨麻会誌 2015；35：538-43.
3) 羽場政法, 駒澤伸泰, 上嶋浩順ほか. ノンテクニカルスキル習得のためのシミュレーション教育の意義—The ANTS Systemの紹介—. 日臨麻会誌 2015；35：533-7.

4) 駒澤伸泰, 藤原俊介, 羽場政法ほか. 周術期二次救命処置トレーニング（ALS-OP）の開催経験. 麻酔 2015；64：562-5.
5) Rutherford JS, Flin R, Irwin A, et al. Evaluation of the prototype Anaesthetic Non-technical Skills for Anaesthetic Practitioners（ANTS-AP）system：a behavioural rating system to assess the non-technical skills used by staff assisting the anaesthetist. Anaesthesia 2015；70：907-14.
6) 駒澤伸泰, 藤原俊介, 南　敏明. 麻酔・救急領域における医療安全向上のためのシミュレーション教育の意義と課題. 日臨麻会誌 2014；34：214-21.
7) 駒澤伸泰, 南　敏明. 2015年度版米国心臓協会二次救命処置ガイドラインの手術室蘇生への実践応用〜周術期管理チームによる危機対応能力育成のために〜. 臨床麻酔 2016；40：147-51.
8) Komasawa N, Berg BW. A proposal for modification of non-technical skill assessment for perioperative crisis management simulation training. J Clin Anesth 2016；32：25-6.

駒澤　伸泰

目 次

症例 1	城戸　晴規、駒澤　伸泰、南　敏明	1
症例 2	駒澤　伸泰	9
症例 3	三原　良介、駒澤　伸泰、南　敏明	19
症例 4	服部　一生、駒澤　伸泰、南　敏明	29
症例 5	植木　隆介	39
症例 6	伊藤　明日香	55
症例 7	江尻　加名子、羽場　政法	69
症例 8	谷奥　匡、羽場　政法	85
症例 9	木村　斉弘	101
症例 10	吉田　朱里、羽場　政法	113
症例 11	藤原　俊介	129
症例 12	趙　崇至	143
症例 13	島本　葉子	153
症例 14	上嶋　浩順	167
症例 15	上嶋　浩順	179
症例 16	宮﨑　直樹	191

シナリオ集……………201
キーワード索引……………227

症例 1

Key Words
挿管困難
気道管理
気道評価

症例経過 1

　65歳、男性、身長170 cm、体重75 kg。直腸がんに対し、腹腔鏡下低位前方切除術が予定された。既往として、糖尿病と高血圧に対して内服治療中であった。術前の血液検査に著明な異常を認めなかった。呼吸機能検査、血液ガス分析検査では異常を認めなかった。

設　問

術前診察時に確認すべき対応は何か。（○△×）をつけよ。
1）いびきの既往を尋ねる
2）意識下挿管の説明を行う
3）顎の大きさを評価する
4）口腔内を観察する
5）後屈時に手のしびれがないかを確認する

1）いびきの既往を尋ねる（○）
　いびきの既往は上気道閉塞のリスクやマスク換気困難のリスクとなる。睡眠時無呼吸症候群を疑う手がかりにもなる。
2）意識下挿管の説明を行う（×）
　いきなり意識下挿管の説明は不適切である。
3）顎の大きさを評価する（○）
　小顎はマスク換気・気管挿管の危険因子である。
4）口腔内を観察する（○）
　マランパチ分類で挿管困難を予測する（舌と咽頭スペースの関係をみる）。

表1 術前の気道評価の1例

評価項目	困難気道を予測する所見
1．閉口時の上下顎の門歯の関係	オーバーバイト（出っ歯）
2．顎を前方に突出させた場合の上下顎の門歯の関係	下顎門歯の前突不可能
3．開口時の上下顎門歯間の距離	開口障害
4．口蓋垂の見え具合	マランパチ分類 class Ⅱ以上
5．下顎部分の空間（mandibular space）	堅くて狭い
6．Thyromental distance	3横指（6 cm）以下
7．首の長さ	短い
8．首の太さ	太い
9．頭頸部の可動範囲	後屈不可能

5）後屈時に手のしびれがないかを確認する（○）

後屈可能かどうか、頸髄症はないかどうかを確認する。

術前診察において気道確保困難を予測することができれば、全身麻酔導入時の気道確保に対するプランニングが可能となる。麻酔科医により評価項目はさまざまであるが、マスク換気困難、気管挿管困難などに分けて考えると理解しやすい。例として表1によく使用される項目を記す。

術前の気道評価はすべての症例に必須である！

症例経過2

　術前の開口は8 cmで後屈も問題なかった。下顎はやや小さかったがいびきの既往などはなかった。気道管理のリスクは低いと考え、プロポフォール120 mg、フェンタニル100 μg投与後、マスク換気可能であることを確認しロクロニウム60 mgを投与した。気管挿管のため開口を試みたが2横指しか開口できなかった。

設 問

この時点で行うべき対応は何か。(○△×)をつけよ。
1) 応援を呼ぶ
2) 困難気道(DAM)カートを招集する
3) スガマデクスを投与する
4) ロクロニウムをさらに60 mg追加投与する
5) 強制開口器を使用する

1) **応援を呼ぶ(○)**
予期せぬ挿管困難であり応援が必要である。
2) **困難気道(DAM)カートを招集する(○)**
緊急事態でありDAMボックスもしくはDAMカート集めは妥当である。
3) **スガマデクスを投与する(△)**
ロクロニウムの効果を拮抗することを目的とするがエビデンスや報告が少なく検討の余地があるだろう。
4) **ロクロニウムをさらに60 mg追加投与する(×)**
十分に筋弛緩は効いていると考えられるため不適切である。
5) **強制開口器を使用する(△)**
緊急性は低いので第一選択とはならない。

マスク換気は可能であったが、術前に問題なかった開口が全身麻酔導入後には2横指に制限されていた。いわゆる予期せぬ挿管困難に遭遇したが、マスク換気が保持できているためDAMカートの準備と応援依頼が必要である。DAMカートの一般的な構成について**表2**に記す。また、全身麻酔後の開口障害を来すことが多い疾患としては顎関節症、リウマチ、頬骨骨折が挙げられる。

予期せぬ挿管困難でも換気可能なら落ち着いてDAMカートと応援を呼ぶ!

表2 DAMカートの一般的な構成

1. 喉頭鏡：各サイズのマッキントッシュ型喉頭鏡，ミュラー型喉頭鏡　特殊な喉頭鏡（マッコイ喉頭鏡，ブラード喉頭鏡など）
2. 気管チューブ：各種サイズのチューブ
3. ガイド用器具：スタイレット，ガムエラスティックブジー，チューブエクスチェンジャー，トラキライト，鉗子など
4. 声門上器具：種々のサイズのLMA Fastrach™，LMA ProSeal™
5. 気管支ファイバーセット
6. 緊急の非侵襲的気道確保セット
7. 緊急の侵襲的気道確保セット：輪状甲状膜穿刺または切開セット
8. 呼気 CO_2 検出器

設問

　DAMカートにはさまざまな器具が入っているが、本症例で有効と考えられる気道管理器具は何か。（○△×）をつけよ。
　1）挿管用声門上器具を介した気管支ファイバー挿管器具
　2）エアウェイスコープ（AWS）薄型イントロック
　3）マッコイ喉頭鏡＋ガムエラスティックブジー
　4）ラリンジアルマスク（LMA）プロシール（ProSeal™）
　5）輪状甲状膜切開器具

1）挿管用声門上器具を介した気管支ファイバー挿管器具（○）
　開口困難に対し挿管用声門上器具を導管として気管支ファイバー挿管を行う（図1）。

2）エアウェイスコープ（AWS）薄型イントロック（○）
　AWS薄型イントロックによりある程度の開口障害まで対応できる（図2）。

3）マッコイ喉頭鏡＋ガムエラスティックブジー（○）
　開口障害や喉頭展開困難症例に有効な方法である。

4）ラリンジアルマスク（LMA）プロシール（ProSeal™）（△）
　とりあえず気道は確保できるがプロシールでは挿管できないので適切ではない。

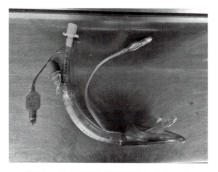 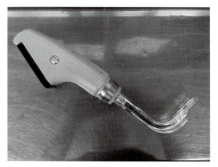

図1 挿管用声門上器具（air-Q）
内腔を通じて気管チューブ挿入が可能

図2 AWS（薄型イントロック装着）

5）輪状甲状膜切開器具（×）
　　緊急的状況ではないため試みるべきではない。

開口障害症例での気管挿管は換気が保たれているためにさまざまな方法が考えられる。個々の症例に対し、どの気道管理器具が有効かは予測が難しいため、麻酔科医はさまざまな気道管理器具に精通し最初の手段に失敗した場合でも代替手段を行えるようにすべきである。

一つの方法が無理でも代替挿管手段を常に確保しておくことが大事！

症例経過 3

　患者はエアウェイスコープ（AWS）薄型イントロックを用いて内径7.0 mmの気管チューブを気管挿管できた。手術は問題なく行われ、抜管も問題なかった。抜管後には開口は可能であった。患者に全身麻酔後の開口障害があったことを伝え、歯科口腔外科での精査を勧めた。

患者が今後全身麻酔を受けるときのために記録や原因精査が必要！

表3　ASA-DAM ガイドラインの推奨点

① 麻酔管理や気道管理を始める前に，可能なかぎりすべての患者で気道に関する病歴の精査を行うべきである．
② 麻酔管理や気道管理を始める前に，可能なかぎりすべての患者で気道に関する身体診察を行うべきである．
③ 困難気道の可能性と特質を評価するために，追加の検査が必要な患者が存在する．
④ 特定の診断的検査の選択やコンサルテーションにおいて，気道に関する病歴や身体診察が有用である可能性がある．
⑤ 困難気道管理への対応に特化した機材を収納した携帯収納ボックスを，少なくとも一つは即座に利用可能とすべきである
⑥ 困難気道が判明している場合や，疑われる場合には以下の4点を考える．
　・意識下挿管か全身麻酔導入後挿管か考慮
　・最初の挿管方法として，非侵襲的手技か侵襲的手技を考慮
　・最初の挿管方法として，ビデオ喉頭鏡を用いるか否かを考慮
　・自発呼吸を維持するか消してしまうか考慮
⑦ 麻酔科医は困難気道の管理において，あらかじめ策定された戦略をもつべきである．
⑧ 困難気道の挿管において推奨される戦略には以下のものを含む．
⑨ 最初の方法が失敗した場合や不適切である場合に実施できる代替手段の確認
⑩ カプノグラフィや呼気終末二酸化炭素モニタリングを用いて気管挿管を確認する．
⑪ 麻酔科医は困難気道の抜管において，あらかじめ策定された戦略をもつべきである．
⑫ 麻酔科医は医療記録に困難気道の存在や特性を記録すべきである．
⑬ 麻酔科医は患者（または責任ある人物）に困難気道管理に遭遇したことを告知するべきである．
⑭ 麻酔科医は困難気道管理に伴って今後発生する可能性のある合併症について評価し，フォローアップのケアを行うべきである．

(American Society of Anesthesiologists Task Force on Management of the Difficult Airway. Practice guidelines for management of the difficult airway : an updated report by the American Society of Anesthesiologists Task Force on Management of the Difficult Airway. Anesthesiology 2013 ; 118 : 251-70 より引用)

本症例のポイント

予期せぬ挿管困難症例の場合、挿管デバイスなどの準備が不十分なこともあるが、換気の確立ができていれば生命の危険はないため一度覚醒させることも考慮にいれつつ落ち着いた対応が必要である。さらに挿管困難の原因は多様であり、それぞれの症例にどの気道管理器具が有効かは予測が難しいため、麻酔科医はさまざまな気道管理器具に精通しておくことが大切である。
"米国麻酔科学会(ASA)-DAM ガイドライン"の推奨点を表3に挙げる。

【文　献】

1) American Society of Anesthesiologists Task Force on Management of the Difficult Airway. Practice guidelines for management of the difficult airway : an updated report by the American Society of Anesthesiologists Task Force on Management of the Difficult Airway. Anesthesiology 2013 ; 118 : 251-70.
2) 駒澤伸泰．困難気道管理に関する診療ガイドライン 困難気道管理に関する米国麻酔科学会タスクフォースによる改訂情報．日臨麻会誌 2013 ; 33 : 843-71.
3) 杉岡伸悟，讃岐拓郎，小谷順一郎．歯科のDAM．日臨麻会誌 2012 ; 32 : 121-6.
4) Japanese Society of Anesthesiologists. JSA airway management guideline 2014 : to improve the safety of induction of anesthesia. J Anesth 2014 ; 28 : 482-93.
5) Komasawa N, Ueki R, Yamamoto N, et al. Comparison of air-Q® and Soft Seal® laryngeal mask for airway management by novice doctors during infant chest compression : a manikin study. Resuscitation 2012 ; 83 : 365-8.

（城戸　晴規、駒澤　伸泰、南　敏明）

症例 2

Key Words
気道管理
換気困難
換気不能

症例経過 1

65 歳、男性、身長 160 cm、体重 90 kg。Stage Ⅱ の大腸がんに対し、腹腔鏡下右半結腸切除術が予定された。既往として、糖尿病と高血圧に対して内服治療中であった。術前の血液検査に著明な異常を認めなかった。呼吸機能検査、血液ガス分析検査では異常を認めなかった。術前診察時、家族より夜間いびきをかくとの指摘があった。

酸素投与下にレミフェンタニル 0.5 µg/kg/min およびプロポフォール 90 mg 投与し患者は意識を消失した。マスク換気を開始したが換気が困難であった。

設 問

この時点で行うべき対応は何か。（○△×）をつけよ。

1）人を集める
2）経口エアウェイを挿入する
3）ロクロニウムを投与する
4）二人法に切り替える
5）バッグバルブマスクでの換気に変える

1）人を集める（○）

換気困難に対応できなければ危機的な状況になる可能性が高い。早目に人とモノ〔困難気道（DAM）カート〕を集めておくのが鉄則である。"米国麻酔科学会 (ASA)-DAM ガイドライン" でも推奨されている。

2）経口エアウェイを挿入する（○）

舌根沈下による気道閉塞を疑うのであれば、まずは経口エアウェイを考慮するのが正しいだろう。

3）ロクロニウムを投与する（△）

　レミフェンタニルにより声門閉鎖が起こることがありその解除にロクロニウムが有効である。議論の分かれるところであるが舌根沈下、マスクフィットを鑑別したうえで、経験的に少量の筋弛緩薬を投与することで喉頭痙攣を解除できる可能性がある。

4）二人法に切り替える（○）

　換気困難の原因としてマスクフィットが悪いこともあるため有効な選択肢である。1人が両手でマスクホールドを行い、もう1人がマスク換気を行うことでリークの少ない換気が行える。

5）バッグバルブマスクでの換気に変える（○）

　麻酔器の故障を疑った場合は迅速に対応すべきである。

　換気不能に遭遇したら"ASA-DAMや日本麻酔科学会（JSA）の気道管理ガイドライン"に従い緊急コールを想定することは大切である。基本的な手技や機器のエラーをスクリーニングする必要があるだろう。例えば、患者に起因する換気不能の原因としては上気道閉塞などの解剖学的なものが最多と考えられるが、レミフェンタニルによる筋硬直や喉頭痙攣による換気不能も忘れてはならない。さらに手技的な問題で換気不良が生じることも研修施設では往々にして考えられる。また、麻酔器のリークテストの怠慢により、十分な陽圧を加えることができないことも考えられる。ゆえに麻酔器の始業点検は非常に重要である。

＜まとめ＞

① 麻酔器の異常⇒バッグバルブマスク換気

② 手技不良⇒2人法換気、交代

③ 喉頭痙攣⇒筋弛緩薬投与、麻酔薬追加

④ 筋硬直⇒筋弛緩薬投与

⑤ 上気道閉塞⇒経口エアウェイ、経鼻エアウェイ

　換気不能の原因は患者の解剖学的、生理学的原因だけでなく、医療者側の問題もある！（図1）

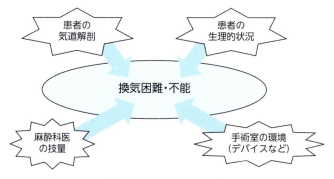

図1 換気困難不能時のさまざまな対応

症例経過 2

応援を呼び、経口エアウェイ挿入により換気可能となった。
その後、気管挿管に向けてロクロニウム60 mg投与したところ再び換気不可能となった。

設 問

この時点で行うべき対応は何か。（○△×）をつけよ。
1) 困難気道（DAM）カートを集める
2) ロクロニウムをさらに追加投与する
3) スガマデクスを投与する
4) 声門上器具を挿入する
5) やや頭高位にする

1) 困難気道（DAM）カートを集める（○）
　緊急事態でありDAMボックスもしくはDAMカート集めは妥当である。

2) ロクロニウムをさらに追加投与する（×）
　ロクロニウム投与により換気不能が発生したことと、体重を考慮しても過小とは思えないので不適切である。

3) スガマデクスを投与する（△）
　ロクロニウムの効果を拮抗することを目的とするがエビデンスや報

告が少なく検討の余地があるだろう。

4）声門上器具を挿入する（○）

"ASA-DAM や JSA-気道管理（気道管理アルゴリズム：AMA）ガイドライン"では換気困難・不能時の第一選択である。

5）やや頭高位にする（○）

頭高位や半坐位にすることで気道閉塞が解除されるという報告もあり試してみる価値はある。

　経口エアウェイの挿入により換気可能となったことから全身麻酔導入後の気道閉塞が生じた可能性が大きい。もしかしたら術前診察でいびきの既往や睡眠時無呼吸症候群を疑わせる所見があったかもしれない。

　次に筋弛緩薬投与後に換気しやすくなるかどうかに関しては非常に議論の続くところではあるが、筋弛緩薬投与により咽喉頭の筋群の構造変化が起こり、換気、喉頭展開になんらかの影響が起こる可能性は否定できない。とりあえず換気不能となった訳であるが、本症例においては、下記①〜④に加え⑤を考慮する。

① 麻酔器の異常⇒バッグバルブマスク換気
② 手技不良⇒2人法換気、交代
③ 喉頭痙攣⇒筋弛緩薬投与、麻酔薬追加
④ 筋硬直⇒筋弛緩薬投与
⑤ 上気道閉塞

　やはり上気道閉塞であり、経口エアウェイを使用してもなんらかの原因で気道が閉塞したと考えられ、これは緊急事態である。"ASA-DAM ガイドライン（2013年度版）"によるとまずは声門上器具使用が第一選択と考えられる（図2）。

　換気不能時の第一選択は声門上器具の使用！

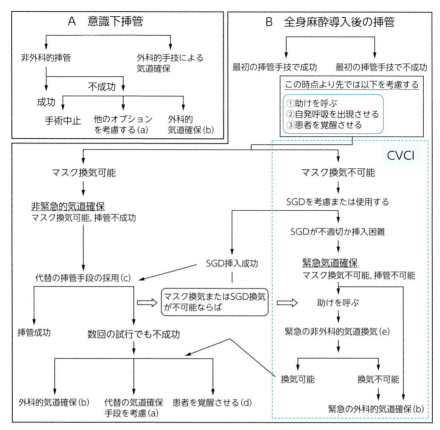

図2　ASA Difficult Airway アルゴリズム

SGD：声門上器具，CVCI：換気・挿管不能
(American Society of Anesthesiologists Task Force on Management of the Difficult Airway. Practice guidelines for management of the difficult airway: an updated report by the American Society of Anesthesiologists Task Force on Management of the Difficult Airway. Anesthesiology 2013; 118: 251-70 より改変引用)

症例経過3

ラリンジアルマスク（LMA）Supreme™挿入により換気可能となった。気管挿管はエアウェイスコープで問題なく施行できた。手術も3時間程度で予定どおり終了した。

■ 設　問 ■

この時点で行うべき対応は何か。（○△×）をつけよ。

1）カフテスト（カフを抜いて空気のリークがあるかを確認）を行う
2）挿管のまま ICU に搬送する
3）チューブエクスチェンジャーを留置して抜管する
4）深麻酔下に抜管する
5）DAM カートはいつでも使用可能とする

1）カフテスト（カフを抜いて空気のリークがあるかを確認）を行う（○）

気道浮腫の鑑別などに有効と考えられる。

2）挿管のまま ICU に搬送する（△）

長時間の腹臥位や咽頭・気道浮腫が疑われる場合は検討すべきであるが、本症例では手術室内で抜管をトライしてみてもよいのではないだろうか。

3）チューブエクスチェンジャーを留置して抜管する（○）

迅速な再挿管が可能であり、内腔を通じて換気可能である。

4）深麻酔下に抜管する（×）

喉頭痙攣や気道閉塞のリスクが上がるためできるだけ覚醒させたいと考えられる。

5）DAM カートはいつでも使用可能とする（○）

挿管困難症例は抜管困難症例であるため臨戦態勢としておくべきである。

導入時の気道管理困難症例は、すなわち覚醒時の気道管理困難症例にほかならない。そのような場合、迅速に再挿管が可能なチューブエクスチェンジャーの使用が一つの選択肢である。もちろん気道浮腫や咽頭浮腫が疑われる場合は、人工呼吸管理を行い浮腫の軽減後抜管を試みるのは当然である。下記に使用方法を記す。

① 100％酸素投与
② 口腔内吸引
③ 気管チューブのカフを抜く。カフ漏れ（エアリーク）のチェック！
④ 気管チューブを通してチューブエクスチェンジャーを挿入
　（あらかじめ挿入する深さを決めておく）

⑤ 気管チューブ抜去
⑥ マスク下またはチューブエクスチェンジャーで酸素投与
⑦ チューブエクスチェンジャーを固定（遠位端を肩部分に固定）し、30～60分経過観察し、問題なければ抜去する。

導入時気道管理困難症例は、抜管時気道管理困難症例！

症例経過 4

患者は手術室内でチューブエクスチェンジャーを気管内に留置したまま抜管され、抜管10分後の血液ガスで酸素化、換気に問題がないこと、呼吸回数・パターンに問題がないことを確認し抜管した。翌朝までの酸素投与とSpO_2モニタリングを指示し、術者および病棟看護師に申し送った。また、換気不能症例であり術後検討が行われたが、家族より夜間の睡眠時無呼吸を指摘されていたこと、マランパチ分類がclassⅢで巨舌であることから換気困難への対応を術前から施行すべきという点が指摘された。2ヶ月後に大腸内視鏡検査も予定されている。

設問

その他、今後の行動として大切なことは何か。（○△×）をつけよ。
1) 患者に気道確保困難であったことを伝え、次回以降の手術では麻酔科医に伝えるように言う
2) 患者に睡眠時無呼吸外来受診を勧める
3) 気道確保法に関してカルテに詳細に記録する
4) 内視鏡検査時の鎮静に留意するように情報共有する
5) 換気不能時の訓練を多職種で行う

1) 患者に気道確保困難であったことを伝え、次回以降の手術では麻酔科医に伝えるように言う（○）
気道確保法などについても文書で伝えておくことが有効かもしれない。

表1 換気困難を来す要因へのさまざまな対策

換気困難を来す要因	換気困難の原因	対策
麻酔器の故障	デバイス	手動
リークテストの怠慢	人的	チェックリストの導入　厳格な指導
喉頭痙攣	生理的	麻酔深度の調整（鎮静薬，筋弛緩薬投与）
喘息発作，気管支痙攣	生理的	気管支拡張薬
気道火災	人的	消火，VV-ECLS
気道閉塞（腫瘍，扁桃）	人的	マギル鉗子，VV-ECLS
誤嚥	生理的	早期発見，予防

注：解剖学的原因以外の対策を示す．
VV-ECLS：venovenous（静脈脱血・静脈送血）-extracorporeal life support（体外生命維持）
(駒澤伸泰，南　敏明．換気不能時にどう対応するか—困難気道ガイドラインの実践的応用を考える—．臨床麻酔 2014；38；737-42 より一部改変引用)

2）患者に睡眠時無呼吸外来受診を勧める（○）
　中等度以上の睡眠時無呼吸症候群（SAS）と考えられるために専門外来受診が必要である．
3）気道確保法に関してカルテに詳細に記録する（○）
　医療安全上再発防止は義務である．
4）内視鏡検査時の鎮静に留意するように情報共有する（○）
　鎮静でも気道閉塞トラブルは容易に予測されるため必要である．
5）換気不能時の訓練を多職種で行う（○）
　周術期管理チームとしてのスキル獲得は重要である．

　あらゆる麻酔薬は，患者の気道維持に大きく影響する．したがって，麻酔中の患者の気道を安全に確保することは麻酔科医の使命である．"ASA-DAM、JSA-AMA のガイドライン"は，麻酔科医が日常臨床で気道管理を行う際の指針であり，すべての患者の気道管理の安全性向上を目指すものである．麻酔科医は，周術期の危機的状況に対するリーダーとしての役割を果たすため，各施設にあった「予期せぬ換気不能」に対するアルゴリズムを事前に整備し，実際の医療現場で教育訓練の機会を設ける（表1、図3、4）．

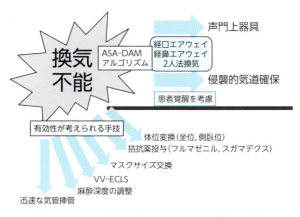

図3　換気不能時に考えられるさまざまな対応

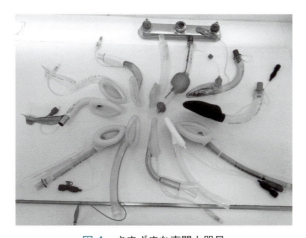

図4　さまざまな声門上器具

予期せぬ換気不能は低酸素性心停止に直結する！
日常からの危機対応訓練が必要！

本症例のポイント

"ASA-DAM ガイドライン"では，換気困難時の声門上器具の早期使用の有効性がより強調されている．換気困難を術前に予測することはしばしば難しく，予期せぬ換気困難への対応が何よりも大切である．換気困難の原因は患者の解剖学的要因だけでなく生理的要因，麻酔科医の技量，施設ごとの気道管理デバイスの整備などさまざまな要因で形成される．"ASA-DAM ガイドライン"を参考に施設ごとに予期せぬ換気困難・換気不能に対応するアルゴリズム作成と訓練が重要である．

【文 献】

1) American Society of Anesthesiologists Task Force on Management of the Difficult Airway. Practice guidelines for management of the difficult airway：an updated report by the American Society of Anesthesiologists Task Force on Management of the Difficult Airway. Anesthesiology 2013；118：251-70.
2) 駒澤伸泰. 困難気道管理に関する診療ガイドライン 困難気道管理に関する米国麻酔科学会タスクフォースによる改訂情報. 日臨麻会誌 2013；33：843-71.
3) 駒澤伸泰，南　敏明，換気不能時にどう対応するか―困難気道ガイドラインの実践的応用を考える―. 臨床麻酔 2014：38；737-42.

(駒澤　伸泰)

症例 3

Key Words
気道管理
意識下挿管
鎮静

症例経過 1

65歳、女性、身長150 cm、体重65 kg。頸髄症に対し、頸椎椎体間後方固定術が予定された。関節リウマチを合併しており、開口は1横指、頸部は前屈ぎみで拘縮しており後屈不可能であった。本人によると他院での2年前の胆嚢摘出術の際には気管挿管に2時間かかり、術後2日間人工呼吸を継続した既往があった。

設問

本症例で予測される気道確保困難は何か。（○△×）をつけよ。

1）マスク換気困難
2）喉頭展開困難
3）気管挿管困難
4）声門上器具留置困難
5）侵襲的気道確保困難

1）マスク換気困難（△）
　後屈困難・前屈気味から予測される。
2）喉頭展開困難（○）
　開口困難・後屈困難から十分予測される。
3）気管挿管困難（○）
　開口困難・後屈困難から十分予測される。
4）声門上器具留置困難（△）
　前屈気味であることから留置困難な可能性もある。
5）侵襲的気道確保困難（△）
　前屈気味であり困難な可能性もある。

表1 困難気道の定義

トレーニングを積んだ麻酔科医が，マスク換気か気管挿管，あるいは両者の困難を来す臨床状況
1. マスク換気困難（difficult face mask ventilation）
2. 喉頭展開困難（difficult laryngoscopy）
3. 気管挿管困難（difficult tracheal intubation）
4. 声門上器具留置困難（difficult SGA replacement）
5. 気管挿管不成功（失敗）（failed intubation）
実際には，① 患者側の要因，② 施設の状況，③ 麻酔科医の技量などによって困難度は変わる

(American Society of Anesthesiologists Task Force on Management of the Difficult Airway. Practice guidelines for management of the difficult airway : an updated report by the American Society of Anesthesiologists Task Force on Management of the Difficult Airway. Anesthesiology 2013 ; 118 : 251-70 より引用)

"米国麻酔科学会（ASA）-困難気道（DAM）ガイドライン"は気道確保困難を5つに分類している（表1）。それぞれの気道確保困難に対し対策を考慮し全身麻酔導入を行うべきである。さらに前医より困難気道確保困難の理由を得ることができればなお有効である。

困難気道はトレーニングを積んだ麻酔科医が、マスク換気か気管挿管、あるいは両者の困難を来す臨床状況と定義される！

実際には、① 患者側の要因、② 施設の状況、③ 麻酔科医の技量などによって困難度は変わる！（表1）

症例経過2

気道確保困難が予測されたために意識下挿管を行うことになった。

■■■ 設 問 ■■■

事前に準備すべきことは何か。（○△×）をつけよ。

1）困難気道（DAM）カートを準備する
2）もう1人麻酔科医に介助を依頼する
3）患者に意識下挿管の必要性を説明する
4）耳鼻科医に緊急侵襲的気道確保時の依頼をしておく
5）人工心肺を準備する

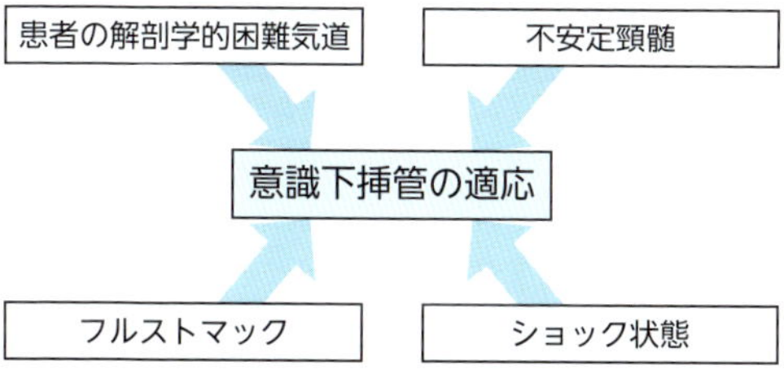

図１　意識下挿管の適応

解説

1）困難気道(DAM) カートを準備する（○）

使用する気管支ファイバーなどの事前確認もしておいたほうがよい。

2）もう１人麻酔科医に介助を依頼する（○）

困難気道管理時に介助麻酔科医の存在は必須である。

3）患者に意識下挿管の必要性を説明する（○）

事前の説明と協力は必須である。

4）耳鼻科医に緊急侵襲的気道確保時の依頼をしておく（△）

ほとんどの麻酔科医は侵襲的気道確保に不慣れであり依頼しておくのがよいかもしれない。

5）人工心肺を準備する（×）

経皮的心肺補助（PCPS）などの準備は換気不能・挿管不能時に必要かもしれないが人工心肺までは必要ない。

Point

意識下挿管の適応は図１のように解剖学的気道確保困難だけでなく、フルストマック、ショックなどが含まれる。

意識下挿管は準備がすべてといっても過言ではない。十分な鎮痛と鎮静を行っても患者の協力なしには円滑な遂行は不可能である。さらに予定された計画に失敗した場合に備えレスキュー対応を可能にしておくべきである。

伝えたい一言

意識下挿管は患者の協力が第一⇒十分な説明と準備を！（図１、表２）

表2 DAM対応の基本

1. 事前に患者にその旨を告げ，気道確保の手順を説明し同意・協力を得る
2. 少なくとももう1人の麻酔科医を確保する
3. 必ず，導入前にマスクで酸素を投与する（前酸素化：preoxygenation）
4. 気管挿管中，抜管後も酸素を投与する（鼻カニューレ，マスク，LMA，ジェット換気など）

LMA：ラリンジアルマスク

症例経過3

患者の同意が得られ、自発呼吸を残した中等度鎮静下の挿管が行われることになった。気道管理方法としては、開口制限が強くエアウェイスコープの使用は難しいと判断し、初期のプランとして挿管用声門上器具air-Qを挿入し換気確立後に内腔を通じて気管挿管を行うこととした。また、初期のプランに失敗した場合は、経鼻気管支ファイバースコープ挿管を行うこととした。

設問

この時点で使用する薬物は何か。（○△×）をつけよ。

1) リドカインの口腔・咽頭内投与
2) ミダゾラム
3) フェンタニル
4) ケタミン
5) ロクロニウム

1) リドカインの口腔・咽頭内投与（○）
適切な局所麻酔薬投与は患者の苦痛軽減に必須である。

2) ミダゾラム（○）
プロポフォール、デクスメデトミジンなども選択肢であるが作用発現時間に注意する。

3) フェンタニル（○）
鎮静薬との相乗作用やオピオイドとしての呼吸抑制に留意が必要である。

4) ケタミン（×）
ショック状態の全身麻酔導入に用いられるが、通常意識下挿管には

表3　鎮静深度の連続性

	軽い鎮静	中等度鎮静	深い鎮静	全身麻酔
反応性	呼名で正常反応	言葉での刺激に対し意図のある動き	連続刺激や疼痛刺激で意図のある動き	疼痛刺激を受けても覚醒しない
気　道	無影響	介入必要なし	介入が必要な可能性	しばしば介入必要
自発呼吸	無影響	十分である	不十分な可能性	しばしば不十分
循　環	無影響	通常保持される	通常保持される	破綻する可能性あり

(Practice guidelines for sedation and analgesia by non-anesthesiologists. An updated report by the American Society of Anesthesiologists task force on sedation and analgesia by non-anesthesiologists. Anesthesiology 2002；96：1004-17 より一部改変引用)

用いられない。口腔内分泌物を増やすために困難気道管理症例には向かないかもしれない。

5）ロクロニウム（×）

自発呼吸が消失され上気道解剖も変化させる可能性があるため通常は使用しない。

意識下挿管における鎮静および鎮痛が不十分な場合、気管挿管刺激による血圧の異常上昇や迷走神経刺激による高度徐脈が発生する可能性がある。また、患者への侵襲が高すぎる場合患者が協力を拒否することもある。

逆に過鎮静に陥ると、患者が開口などの口頭指示に従えず意識下挿管に支障が生じるだけでなく、循環抑制や呼吸抑制により低酸素血症、高二酸化炭素血症などをまねく可能性もある。鎮静深度増加に伴う予期せぬ呼吸停止は、意識下挿管が必要な困難気道症例で、対応困難な気道閉塞や呼吸抑制による低酸素性脳障害を引き起こす可能性がある（表3、4）。

意識下挿管は患者の協力が得られる中等度鎮静を目標とする！

表4 ASA 非麻酔科医のための鎮静鎮痛ガイドライン（要約）

項　目	具体的内容
1. 術前評価	病歴（主要臓器，鎮静・鎮痛歴，薬物療法，アレルギー，最終経口摂取） 焦点を絞った身体検査（心臓，肺，気道を含む） 術前合併症および患者管理に関連のある検査
2. 患者への説明	危険，利益，限界，他の選択肢を説明し同意を得る
3. 術前絶飲食	待機的治療-胃内容排出に十分な時間 緊急状況-目標の鎮静度，治療の延期，挿管による気管保護などを考慮し，誤嚥の可能性に注意する
4. モニタリング	パルスオキシメトリの使用 口頭指令に対する反応 換気に対し観察，聴診 カプノグラフィを用いた呼気二酸化炭素のモニタリング 禁忌を示さないかぎり血圧と心拍数を5分間隔で 循環器疾患病患者には心電図 深い鎮静は禁忌を示さないかぎり口頭指令やより強い刺激に対する反応を行い すべての患者に呼気二酸化炭素のモニタリングや心電図を付ける
5. 人　材	治療者以外が患者モニターのために同席 患者がいったん安定化すれば比較的重要でない中断可能な仕事をしてもよい 深い鎮痛においては，モニタリングをする者はほかの仕事をせず集中する
6. 訓　練	鎮静薬，鎮痛薬，拮抗薬の薬理学に習熟すること 一次救命処置（BLS）が可能な人は同席 二次救命処置（ACLS）-5分以内にかけつける 深い鎮痛においては，治療室において ACLS が可能な医療者がいること
7. 緊急装置	吸引，適切な大きさの気道確保器具，陽圧換気器具 静脈確保器具，薬理拮抗薬，蘇生用薬物 循環器疾患患者には除細動器が即時利用可能 深い鎮痛においてはすべての患者に除細動器が即時利用可能
8. 酸素投与	酸素補給装置が利用可能な状態にしておく 低酸素血症が起きた場合，酸素を施行 深い鎮痛においては禁忌を示さないかぎりすべての患者に酸素を施行
9. 薬物の選択	不安を減少させ，眠気を促すための鎮静薬 痛みを緩和するための鎮痛薬
10. 用量滴定	薬物処方は効果を評価するため，十分に間隔を置いて用量を漸増 鎮静薬と鎮痛薬を両方用いた場合，適宜に用量を削減 経口薬物処方の繰り返し投与は推奨せず
11. 麻酔薬の使用	投与経路および目指す鎮静度にかかわらず深い鎮静に見合うケアを行う
12. 静脈アクセス	鎮静薬の静脈内投与-静脈内アクセスを維持 鎮静薬をほかの経路から投与-症例ごとの対応でよいが，静脈内技能をもつ者が即時応対可能であること
13. 拮抗薬	オピオイドやベンゾジアゼピンを投与するとき，いつでもナロキソンとフルマゼニルが利用可能
14. 回復時のケア	患者が心肺抑制の危険がなくなるまで観察する 退院後の呼吸循環抑制の危険を最小限にするための適切な退院基準を設ける
15. 特殊状況	重度の基礎疾患-可能であれば適切な専門家と相談 循環器や呼吸器の重度の基礎疾患，または手術に対し完全な不動化が必要な場合は麻酔科医と相談

(Practice guidelines for sedation and analgesia by non-anesthesiologists. An updated report by the American Society of Anesthesiologists task force on sedation and analgesia by non-anesthesiologists. Anesthesiology 2002；96：1004-17 より抜粋一部改変)

症例経過 4

舌根・咽頭部に8％リドカインスプレーによる局所麻酔を行ったあと、フェンタニル100μgおよびミダゾラム5mgを投与した。2分後にair-Qを口腔内に挿入したが、苦痛様表情がみられたため、ミダゾラム3mgを追加したところ、応答がなくなりSpo_2が低下し始めた。

設問

この時点の行動として大切なことは何か。（○△×）をつけよ。
1) air-Qを再挿入する
2) 助けを呼ぶ
3) 経口エアウェイを挿入する
4) フェンタニルを追加する
5) フルマニゼルを投与する

---

1) **air-Qを再挿入する（○）**
呼吸抑制時の声門上器具は有効である。

2) **助けを呼ぶ（○）**
困難気道の呼吸抑制は迅速な対応が必要である。

3) **経口エアウェイを挿入する（○）**
舌根沈下解除の第一選択である。

4) **フェンタニルを追加する（×）**
呼吸抑制をさらに増強されるため禁忌である。

5) **フルマニゼルを投与する（△）**
ミダゾラムの拮抗も考慮に入れるべきだが第一選択ではないかもしれない。

困難気道症例の意識下挿管時には、過鎮静による気道閉塞が解除できない可能性も踏まえ、患者の呼吸回数や呼吸様式などの観察を行いながら投与量を調整し、作用発現時間にも留意すべきである。さらに、ショック時においては多くの鎮静・鎮痛薬は呼吸抑制作用だけでなく内因性カテコールアミン抑制により血圧低下を来すこともあるため投与量やバイタルサイン管理に注意が必要である。

あらゆる麻酔薬は、患者の気道維持に大きく影響する。したがって、麻酔中の患者の気道を安全に確保することは麻酔科医の使命である。

「効果を評価する」ため「十分に投与間隔を置いて」用量を漸増！
鎮静薬と鎮痛薬を両方用いた場合、適宜に用量を削減！

症例経過5

その後、air-Q 挿入により換気は確立した。換気が確立できたので、ロクロニウム 30 mg を投与し自発呼吸を消失させた。air-Q の内腔を通じて気管支ファイバースコープで内径 6.5 mm のらせん入り気管チューブを挿入した。カプノグラフィで気管内留置を確認し聴診で両肺換気を確認した。

本症例のポイント

困難気道に対する意識下挿管症例は過鎮静に陥ると、患者が開口などの口頭指示に従えないだけでなく、循環抑制や呼吸抑制により低酸素血症、高二酸化炭素血症などをまねく可能性もある。鎮静深度増加に伴う予期せぬ呼吸停止は、意識下挿管が必要な困難気道症例で絶対に避けなくてはならない。逆に鎮静および鎮痛が不十分な場合、気管挿管刺激による血圧の異常上昇や患者の協力拒否に陥ることもある。

【文献】

1) American Society of Anesthesiologists Task Force on Management of the Difficult Airway. Practice guidelines for management of the difficult airway：an updated report by the American Society of Anesthesiologists Task Force on Management of the Difficult Airway. Anesthesiology 2013；118：251-70.
2) 駒澤伸泰．困難気道管理に関する診療ガイドライン 困難気道管理に関する米国麻酔科学会タスクフォースによる改訂情報．日臨麻会誌 2013；33：843-71.

3) Rosenstock CV, Thøgersen B, Afshari A, et al. Awake fiberoptic or awake video laryngoscopic tracheal intubation in patients with anticipated difficult airway management : a randomized clinical trial. Anesthesiology 2012 ; 116 : 1210-6.
4) Johnston KD, Rai MR. Conscious sedation for awake fibreoptic intubation : a review of the literature. Can J Anaesth 2013 ; 60 : 584-99.
5) Practice guidelines for sedation and analgesia by non-anesthesiologists. An updated report by the American Society of Anesthesiologists task force on sedation and analgesia by non-anesthesiologists. Anesthesiology 2002 ; 96 : 1004-17.

(三原　良介、駒澤　伸泰、南　敏明)

症例 4

Key Words
気道管理
抜管困難
チューブエクスチェンジャー

症例経過 1

　65歳、女性、身長150 cm、体重65 kg。頸髄症に対し、頸椎椎体間後方固定術が予定された。関節リウマチを合併しており、開口は1横指、頸部は前屈ぎみで拘縮しており後屈不可能であった。本人によると他院での2年前の胆嚢摘出術の際には気管挿管に2時間かかり、術後2日間人工呼吸を継続した既往があった。

　舌根・咽頭部に8%リドカインスプレーによる局所麻酔48 mgを行ったあと、フェンタニル100 μgおよびミダゾラム5 mgを投与して2分後にair-Qを口腔内に挿入したが、苦痛様表情がみられたため、ミダゾラム3 mgを追加したところ、応答がなくなりSpO_2が低下し始めた。その後、air-Q挿入により換気は確立した。換気が確立できたので、ロクロニウム30 mgを投与し自発呼吸を消失させた。air-Qの内腔を通じて気管支ファイバースコープで内径6.5 mmのらせん入り気管チューブを挿入した。カプノグラフィで気管内留置を確認し聴診で両肺換気を確認した。手術は頸椎から胸椎まで7椎間に及び手術時間は8時間を超えた。出血量は1,500 mLで輸血は行わなかった。手術終了後、仰臥位に体位変換を行った。眼や顔はむくんでいる。

設問

この時点で行うべき対応は何か。（○△×）をつけよ。

1）輸液量を確認する
2）カフリークテストを行う
3）頸部や舌の診察を行う
4）スガマデクスを投与し抜管する
5）睡眠時無呼吸症候群の有無を調べる

1）輸液量を確認する（○）

　輸液過剰により軟部組織の浮腫が助長される。

2）カフリークテストを行う（○）

　カフリークテストで気道浮腫を疑う。

3）頸部や舌の診察を行う（○）

　上気道の浮腫を疑う。

4）スガマデクスを投与し抜管する（×）

　気道評価後に行うべきである。

5）睡眠時無呼吸症候群の有無を調べる（○）

　上気道閉塞のリスクを把握する。

　本症例は導入時も困難気道であったため、抜管においても気道管理上のリスクはあると想定できる。しかし、それだけでなく長時間の腹臥位はそれだけで顔面や頸部の浮腫を起こす。さらに出血に対し輸液を多めに行うことで軟部組織の浮腫を助長する。長時間の腹臥位症例の場合それだけで上気道閉塞のリスクであることから十分な気道評価ののちに抜管計画を立てるべきである。

長時間の腹臥位は浮腫により抜管のリスク上昇！

症例経過 2

　カルテ記録により、睡眠時無呼吸症候群の診断はなかったが、家族にいびきの存在を指摘されていた。さらに舌浮腫を認めており、カフリークテストでもエアリークを認めなかった。挿管のままICUに収容し状態改善後抜管の方針となった。

■■■ 設　問 ■■■

ICUで行うべき対応は何か。（○△×）をつけよ。

　1）輸液は多めに投与する

2）利尿薬を投与する
3）ベタメタゾンを投与する
4）術後鎮痛は行わない
5）頸部浮腫の評価を行う

1）輸液は多めに投与する（×）
　浮腫軽減のために輸液制限が有効な可能性がある。
2）利尿薬を投与する（△）
　浮腫軽減のために有効かもしれない。
3）ベタメタゾンを投与する（○）
　ベタメタゾンやデキサメタゾンなどの長時間作用性ステロイド投与により粘膜浮腫などを予防できる可能性がある。
4）術後鎮痛は行わない（×）
　術後鎮痛はしっかりと行う。
5）頸部浮腫の評価を行う（○）
　頸髄症手術後は頸部浮腫により気道が圧排されることもある。

　頸髄症手術では、しばしば術後の炎症により頸部の浮腫が起こるため注意が必要である。前方固定だけでなく後方固定においても気道閉塞のリスクはある。ゆえに、気道閉塞リスクが起こりうる場合、できるかぎり軟部組織の浮腫を軽減してから抜管計画に入るべきである。
　カフリークテストの方法はさまざまであるが、一般的な方法を記す。抜管前に気管チューブのカフを抜いて、一定の加圧を行う。気道浮腫がないならば、カフを抜いたことでエアリークがあり、抜管後の気道閉塞リスクは低いと考えられる。一方、カフを抜いてもエアリークがない場合、抜管後に気道閉塞が疑われるというものである。

頸椎手術は術後気道閉塞のリスクが上昇する！

症例経過3

ICU入室20時間後の段階で舌浮腫、頸部浮腫は消失した。カフリークテストを行った際も換気量のリークがみられ、十分な自発呼吸も認められている。

設 問

この時点で行うべき対応は何か。(○△×)をつけよ。
1) 十分な鎮痛を行う
2) 困難気道（DAM）カートは必要ない
3) チューブエクスチェンジャーを留置して抜管する
4) 十分な自発呼吸を確認して抜管する
5) 深鎮静下で抜管する

1) **十分な鎮痛を行う（○）**
　十分な鎮痛により抜管時の循環変動などを軽減できる可能性がある。
2) **困難気道（DAM）カートは必要ない（×）**
　挿管困難症例は抜管困難症例であるため臨戦態勢としておくべきである。
3) **チューブエクスチェンジャーを留置して抜管する（○）**
　再挿管可能な体制を整えるべきである。
4) **十分な自発呼吸を確認して抜管する（○）**
　十分な呼吸努力を確認すべきである。
5) **深鎮静下で抜管する（×）**
　できるかぎり意思疎通可能な状態で行ったほうが安全である。

　導入時の気道管理困難症例は、すなわち覚醒時の気道管理困難症例にほかならない。そのような場合迅速に再挿管が可能なチューブエクスチェンジャーの使用が有効である。症例2で示した使用方法を下記に再度記す。さらに、抜管後は表1に示すような呼吸・気道以外の合併症も発生するために注意が必要である。抜管にあたっては表2のような項目を考慮し抜管すべきである。
　① 100％酸素投与

表1　抜管直後に注意すべき病態

1. 血行動態変化
   高血圧，頻脈，心筋虚血
2. 喉頭痙攣・陰圧性肺水腫
3. 残存薬物の影響
   筋弛緩薬・麻酔薬など
4. 軟部組織の浮腫（口蓋垂，咽頭，喉頭）
   原因：アレルギー・軟部組織損傷，腹臥位などの体位・輸液過剰
5. 頸部の血腫
6. 声帯麻痺（呼吸器外科，耳鼻咽喉科領域の疾患など）
7. 誤嚥・気道異物など

表2　DAM症例の抜管

1. 意識下か深麻酔時に行うのか
   そのリスクとベネフィットは
2. 抜管後に換気困難を来す可能性のある臨床的な要因は
3. 抜管後，十分な換気ができない場合の対策は
4. 迅速に再挿管が行えるような対策は
   （チューブエクスチェンジャーの留置など）

> 甲状腺手術
> 頸動脈内膜剥皮術
> 頸椎手術
> 顎・顔面手術

手術内容，患者の状態，麻酔方法と麻酔科医の技量などを考慮する．

② 口腔内吸引
③ 気管チューブのカフを抜く、カフ漏れ（エアリーク）のチェック！
④ 気管チューブを通してチューブエクスチェンジャーを挿入
　（あらかじめ挿入する深さを決めておく）
⑤ 気管チューブ抜去
⑥ マスク下またはチューブエクスチェンジャーで酸素投与
⑦ チューブエクスチェンジャーを固定(遠位端を肩部分に固定)し、
　30〜60分経過観察し、問題なければ抜去する。

表3　抜管後の低酸素血症

- 肺酸素化不良（無気肺，肺水腫）
- 舌根沈下
- 誤嚥
- 喉頭痙攣
- 喘息発作
- 筋弛緩の拮抗不良
- オピオイド過量による呼吸抑制

導入時気道管理困難症例は、抜管時気道管理困難症例！

症例経過 4

　十分な自発呼吸と意思疎通確認後に気管チューブ内にチューブエクスチェンジャーを挿入し抜管した。抜管後、20分間観察したが、血液ガス所見でも酸素化、換気に異常はなく、本人の呼吸困難感もみられなかったためチューブエクスチェンジャーを抜管した。

　抜管困難はいわゆる患者の解剖学的気道確保困難だけに起因するものではない。頸髄症手術や耳鼻咽喉科手術のように手術因子により気道閉塞が発生し、出血や輸液量などの麻酔因子によってもリスクが加味される。抜管困難症例では手術室内だけで対応しようとせず集中治療管理後に万全の態勢で臨むべきである。また、抜管後の低酸素血症も表3のようにさまざまな因子が絡むために迅速な鑑別と対応が必要である。"米国麻酔科学会（ASA）-DAMガイドライン"には抜管に特化したガイドラインはないため、参考までにDifficult Airway Societyの"抜管に関するガイドライン"を図1に提示する。
　近年、分離肺換気用ダブルルーメンチューブにも対応できるチューブエクスチェンジャーソフトチップタイプが開発された（図2-a）。

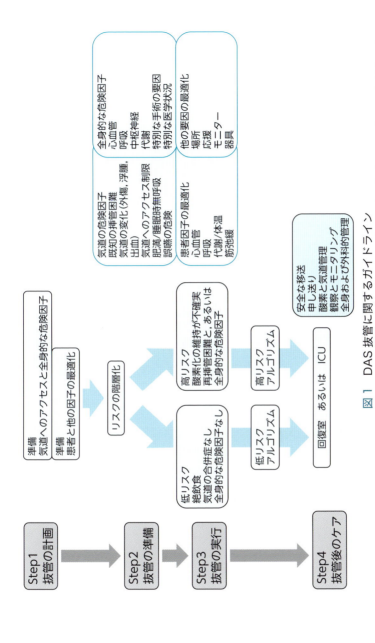

図 1 DAS 抜管に関するガイドライン

(Difficult Airway Society Extubation Guidelines Group, Popat M, Mitchell V, Dravid R, et al. Difficult Airway Society Guidelines for the management of tracheal extubation. Anaesthesia 2012 ; 67 : 318-40 より抜粋一部改変)

症例 4 | 035

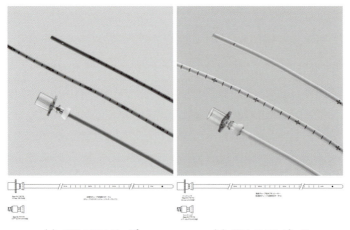

(a) CEA ソフトチップ　　　　(b) CEA スタンダード

図2　チューブエクスチェンジャー（CEA）
（画像提供：Cook Japan）

　チューブエクスチェンジャーソフトチップタイプは従来のチューブエクスチェンジャー（図2-b）と比して110 cmの長さを有しており、シングルルーメンの気管チューブと分離肺換気用ダブルルーメンチューブの交換に有用である。特に、先端の7 cmが柔軟であり、気管粘膜の不必要な損傷を予防できる。また着脱型のRapi-Fitアダプター®により気管チューブ交換に難渋した場合でも、内腔を通じて換気が可能である。また、1 cmごとのメモリにより正確な挿入長の把握ができる。今後のエビデンス蓄積が期待される。

 抜管困難は患者の解剖学的因子だけでなく手術因子・麻酔因子も影響する！

本症例のポイント

　抜管困難は患者の解剖学的気道確保困難だけではなく、頸髄症手術や耳鼻咽喉科手術のように手術因子により気道閉塞が発生し、過剰輸液などの麻酔因子によってもリスクが増加する。さらにスガマデクスの登場により筋弛緩状態のほぼ完全な拮抗が可能となるため再挿管は全身麻酔導入時より一般的に難易度は高くなる。抜管困難の主因をICUで治療してから対応することや抜管時に迅速な再挿管が可能なようにチューブエクスチェンジャーの積極的な使用が望まれる。

【文　献】

1) American Society of Anesthesiologists Task Force on Management of the Difficult Airway. Practice guidelines for management of the difficult airway：an updated report by the American Society of Anesthesiologists Task Force on Management of the Difficult Airway. Anesthesiology 2013；118：251-70.
2) 駒澤伸泰. 困難気道管理に関する診療ガイドライン 困難気道管理に関する米国麻酔科学会タスクフォースによる改訂情報. 日臨麻会誌 2013；33：843-71.
3) 狐塚久美子, 裏辻悠子, 河野泰大ほか. 頸椎後方固定術後に上気道閉塞をきたした3症例. 日臨麻会誌 2012；32：560-3.
4) Difficult Airway Society Extubation Guidelines Group, Popat M, Mitchell V, Dravid R, et al. Difficult Airway Society Guidelines for the management of tracheal extubation. Anaesthesia 2012；67：318-40.

（服部　一生、駒澤　伸泰、南　敏明）

症例 5

Key Words
気管切開
気道火災
術野火災
手術室火災

症例経過 1

　70 歳、女性、身長 150 cm、体重 50 kg。3 ケ月前に右半身麻痺と構音障害が出現し、MRI で脳梗塞と診断、入院加療となった。その後、内科的治療とリハビリを行っていたが、3 週間前の食事中に誤嚥し、咳嗽、発熱が出現した。約 3 日後に喀痰の排出困難、Sp_{O_2} の低下（room air では 90% 以下）、呼吸困難感が出現、胸部の X 線および CT 所見から（誤嚥性）肺炎と診断した。すみやかに緊急で気管挿管を行い、ICU 管理とした。

　ICU 入室後、夜間は深鎮静、昼間は必要時に軽度の鎮静を行いながら、内科的治療（抗生物質、体位ドレナージ、気管内吸引など）を行った。しかし、酸素化は P/F 比（$Pa_{O_2}/F_{I_{O_2}}$）150〜200 程度で推移し、抜管することができなかった。長期挿管と肺炎の治療のため、耳鼻科医に気管切開を依頼、気管切開を麻酔科管理の全身麻酔下に手術室で行うことになった。

■■■ 設 問 ■■■

酸素濃度 60％のときに Pa_{O_2} 100 mmHg であり P/F 比は 167 と、酸素化能は低下していた。麻酔のプランニングを行う際、考慮すべき準備や対応は何か。（○△×）をつけよ。

1) 事故抜管の対策としての困難気道対策の準備を行う
2) 電気メスは問題なく使用できる
3) 術中は 100％酸素による人工呼吸の継続が勧められる
4) 気管チューブのカフの容量や位置に注意をはらう
5) 亜酸化窒素（笑気）の使用は有力な選択肢である

1) 事故抜管の対策としての困難気道対策の準備を行う（○）
　　前回気管挿管がマッキントッシュ型喉頭鏡で容易であったとして

も、2週間半の気管挿管下の人工呼吸管理により、喉頭や気管粘膜の浮腫、びらんが生じている可能性があり、細めの気管挿管チューブやファイバースコープなどの困難気道を念頭に置いた挿管器具の準備が望ましい。

2）電気メスは問題なく使用できる（×）

酸素化の不良な症例の術中管理では、酸素化維持のため、比較的高濃度の酸素濃度で人工呼吸を行わざるをえない。特に気管切開では、これまでも電気メスと高濃度酸素の組み合わせにより、気道火災を生じた報告がある[1〜3]。このケースでも気道火災、気道熱傷について術者、麻酔科医、看護師間で事前の申し合わせ、共通認識が必要である。

3）術中は100％酸素による人工呼吸の継続が勧められる（×）

術中は突発的な呼吸関連のチューブトラブル、気管切開チューブへの入れ替え時の無呼吸、喀痰による気道閉塞のリスクを考えて、適宜酸素濃度を上昇させて対応するべき場合がある。しかし、電気メスを使用する気管切開術では、常に高濃度酸素投与と電気メスの組み合わせによる気道火災のことを念頭に置かなければならない。したがって、漫然とした高濃度酸素による人工呼吸管理は避けるべきである。

4）気管チューブのカフの容量や位置に注意をはらう（○）

気管切開術では、気管に切開を加えたときにカフを損傷し、一時的でもカフ漏れから十分な換気ができなくなるリスクがある。酸素化が悪く、余裕がない症例ほど、カフを損傷しないための位置変更（例：ファイバーガイドで片肺換気にならない程度に気管チューブ先端を先進させる、または少し引き抜くなど）を考慮する。

5）亜酸化窒素（笑気）の使用は有力な選択肢である（×）

亜酸化窒素（笑気）は本来、不燃性で室温では不活性ではあるが300℃以上では熱分解し、酸素を遊離して、助燃性を有する。そのため、亜酸化窒素が高濃度でしかも可燃性物質が存在する部位では、電気メスなどの火気を使用しないことが注意喚起されている。

気管切開術は、気道火災が過去にも複数例報告[1〜3]されてきており、レーザー焼灼術[4]に次いで特に注意すべき術式の一つである。気管切開術の対象となる患者はしばしば、肺炎などの呼吸器疾患、酸素化能

の不良といった問題を合併している。このような場合は、気管挿管管理中に加え、非挿管患者においても、マスク、鼻カニューレも含む口、鼻を介した酸素投与下での電気メス使用のリスクを十分に認識、念頭に置き、プランを立てる必要がある。

気道火災予防の心構えが大切！

症例経過 2

　手術室入室時、呼名開眼はかろうじて可能であったが、夜間鎮静に使用したミダゾラムの影響で、鎮静スコアは、Richmond Agitation-Sedation Scale（RASS）で−2：軽い鎮静状態（呼びかけに10秒未満のアイ・コンタクトで応答）であった。BISモニターを貼付したところ、BIS値は88であり、血圧130/70 mmHg、脈拍80 beats/min、体温37.0℃、60％酸素投与下でSpO_2は99％であった。自発呼吸は保たれており、カプノモニターで肺胞気プラトーを認め、呼吸回数14 breaths/minで1回換気量は400 mL前後であった。

　吸入酸素濃度は術前から気管挿管されていたため、60％を保って麻酔導入を行った。フェンタニル100 μgを投与後、プロポフォールをTCI（target controlled infusion）で3 μg/mLの目標血中濃度で投与を開始、就眠（睫毛反射消失）とBISの低下（60以下）を確認、さらに気管チューブを介し補助呼吸がバッグで可能なことを確認後、ロクロニウム30 mgを経静脈投与した。BIS値の低下を確認後、TCIを2.5 μg/mLに低下させた。導入時にSpO_2値の低下や大幅な血圧低下は認めなかった。手術開始に先立ち、レミフェンタニルを0.2 μg/kg/minで持続静脈内投与を開始した。

■ 設　問 ■

術中の麻酔管理上の注意点は何か。（○△×）をつけよ。
1）気道火災の発生予防のために、可能な範囲で吸入酸素濃度は低下させる
2）電気メスはモノポーラがバイポーラよりも適している

3）術中は、気管チューブから気管切開チューブへの入れ替え時の無呼吸に備え、手術開始時から60％酸素よりも高い酸素濃度で人工呼吸を行う
4）0.5％クロルヘキシジンアルコールは、ポビドンヨードに比べ、消毒直後から安全に手術が始められる
5）米国麻酔科学会（ASA）の"手術室火災のPractice Advisory（実践勧告）（2008年、2013年改定版）"において、術者に高濃度酸素の存在や酸素濃度上昇に関して注意喚起することが記載されている

1）気道火災の発生予防のために、可能な範囲で吸入酸素濃度は低下させる（○）

　高い酸素濃度は火災発生に必要な3つの要素（発火源、酸素、可燃物）[5〜7]の1つで重要な危険因子である。患者の肺での酸素化能が低下している場合は、常に悩ましいが、動脈血液ガスを評価し、SpO_2を通常最低限90％（PaO_2で60 mmHg）以上に保てることを確認し、さらにチューブ入れ替え時の無呼吸を考慮し、可能な範囲で濃度を下げることが気道火災のリスクを減らす観点から勧められる。

2）電気メスはモノポーラがバイポーラよりも適している（×）

　モノポーラの仕組みは、1本のメス先から高周波電流を流し、それを対極版で回収する。通常、対極版は電気メスを使用する部位とは離れた部位に貼る。例えば、腹部の手術で電気メスを使用する場合、対極版は大腿部などに貼付する。このため、腹部から体内に入った電流は対極版で回収されるまで体内を流れていることになる。また、モードには、切開と凝固の2種類があり、それぞれで電流の流れ方が違う。切開は、電気メスの先に接触している細胞を消滅させることで組織を切り開く。一方の凝固は、電気メスの先に接触している細胞を熱凝固させるため、それが血管であれば止血となる。近年、スプレー凝固という比較的高い電圧をかけて、火花がスプレー状に広がり広い部位を一度に止血（アクティブ電極が組織に接触していなくても凝固）できるモードもあるが発火源として注意が必要である。

　一方、バイポーラは、先端が2本になっており、セッシのような形

である。この場合、1本のメス先から高周波電流を流し、反対側のメス先から回収している。左右のどちらが、ということではなく、双方で電流を流す働きと電流を回収する働きを行っている。

電流を流すほうと回収するほうが非常に近く、流れる電流自体が少ないものでも十分な効果があり、余分な電流が体内を流れることもない。ただし、使用する電流には限りがあり、基本的に凝固はできるが切開はほぼできない。

まとめると、モノポーラはバイポーラに比べて、より多くの電流で発熱が起こるため、発火のリスクが高くなる。

3）術中は、気管チューブから気管切開チューブへの入れ替え時の無呼吸に備え、手術開始時から60％酸素よりも高い酸素濃度で人工呼吸を行う（×）

気道火災のリスクを比較的考えなくてよい腹部や四肢の手術と異なり、気道周辺の頭頸部手術では、常に高濃度酸素投与と電気メスの組み合わせによる気道火災のことを念頭に置かなければならない。したがって、可能な範囲で吸入酸素濃度は下げるべきである。

4）0.5％クロルヘキシジンアルコールは、ポビドンヨードに比べ、消毒直後から安全に手術が始められる（△）

0.5％クロルヘキシジンアルコールに含まれるアルコールはポビドンヨードに比べて、すみやかな殺菌効果を示し、かつ速乾性である。しかし、アルコール含有製剤は引火性があるため、皮膚と手術台の間にたまるほどの大量使用は避けるとともに、アルコールの乾燥を確認してから、手術を始める必要がある。

5）米国麻酔科学会（ASA）の"手術室火災のPractice Advisory（実践勧告）（2008年、2013年改定版）"において、術者に高濃度酸素の存在や酸素濃度上昇に関して注意喚起することが記載されている（○）

図1に2008、2013年のASAの"火災対応アルゴリズム[5,6]"の日本語訳[7]を示す。このアルゴリズムの火災発生防止の項で、高濃度酸素に近い場所での発火源の使用となるような高リスクな手技や処置と考えられる場合、術者に高濃度酸素の存在や酸素濃度上昇に関して注意喚起することが記載されている。

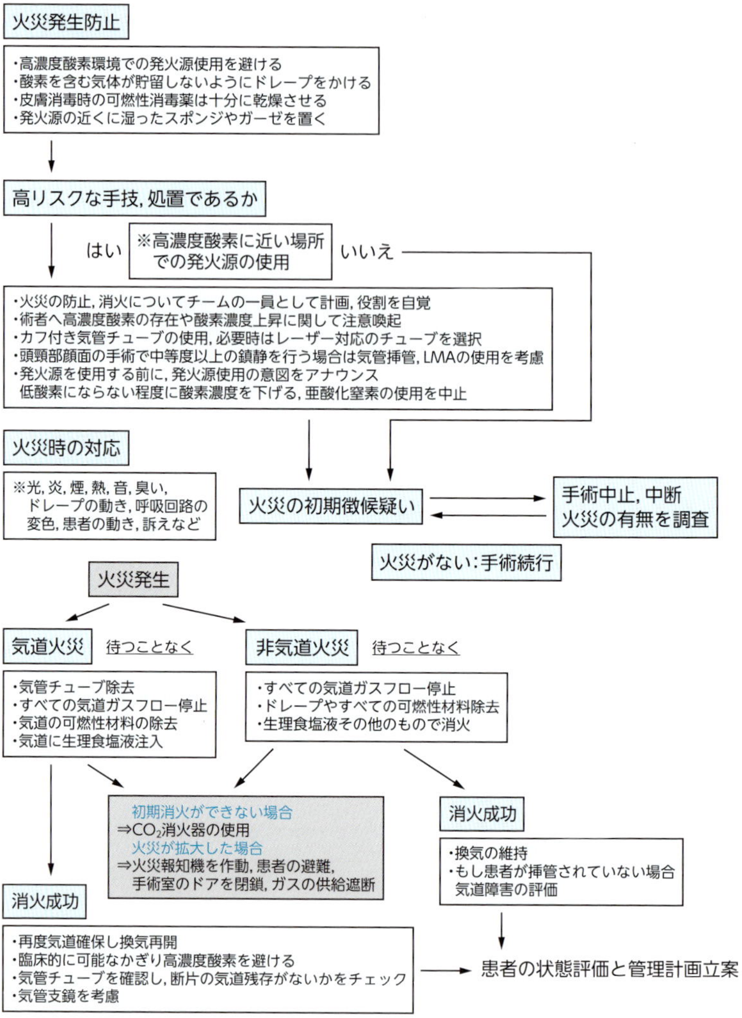

火災発生防止
- 高濃度酸素環境での発火源使用を避ける
- 酸素を含む気体が貯留しないようにドレープをかける
- 皮膚消毒時の可燃性消毒薬は十分に乾燥させる
- 発火源の近くに湿ったスポンジやガーゼを置く

↓

高リスクな手技, 処置であるか

はい ※高濃度酸素に近い場所での発火源の使用 / いいえ

- 火災の防止, 消火についてチームの一員として計画, 役割を自覚
- 術者へ高濃度酸素の存在や酸素濃度上昇に関して注意喚起
- カフ付き気管チューブの使用, 必要時はレーザー対応のチューブを選択
- 頭頸部顔面の手術で中等度以上の鎮静を行う場合は気管挿管, LMAの使用を考慮
- 発火源を使用する前に, 発火源使用の意図をアナウンス
  低酸素にならない程度に酸素濃度を下げる, 亜酸化窒素の使用を中止

火災時の対応
※光, 炎, 煙, 熱, 音, 臭い, ドレープの動き, 呼吸回路の変色, 患者の動き, 訴えなど

→ **火災の初期徴候疑い** → 手術中止, 中断 火災の有無を調査

火災がない：手術続行

火災発生

気道火災 待つことなく
- 気管チューブ除去
- すべての気道ガスフロー停止
- 気道の可燃性材料の除去
- 気道に生理食塩液注入

非気道火災 待つことなく
- すべての気道ガスフロー停止
- ドレープやすべての可燃性材料除去
- 生理食塩液その他のもので消火

初期消火ができない場合
⇒ CO_2 消火器の使用
火災が拡大した場合
⇒ 火災報知機を作動, 患者の避難, 手術室のドアを閉鎖, ガスの供給遮断

消火成功
- 再度気道確保し換気再開
- 臨床的に可能なかぎり高濃度酸素を避ける
- 気管チューブを確認し, 断片の気道残存がないかをチェック
- 気管支鏡を考慮

消火成功
- 換気の維持
- もし患者が挿管されていない場合気道障害の評価

→ 患者の状態評価と管理計画立案

図1 ASA 手術室火災アルゴリズム（火災発生防止と早期発見を重視）

LMA：ラリンジアルマスク

(Caplan RA, Barker SJ, Connis RT, et al. Practice advisory for the prevention and management of operating room fires. Anesthesiology 2008；108：786-801. Apfelbaum JL, Caplan RA, Barker SJ, et al. Practice advisory for the prevention and management of operating room fires：an updated report by the American Society of Anesthesiologists Task Force on Operating Room Fires. Anesthesiology 2013；118：271-90. 植木隆介, 駒澤伸泰, 岡野　紫ほか. 手術室火災の対応経験と今後の課題. 日臨麻会誌 2013；33：131-6 より引用)

手術室の火災対応対策を考える際、ASA の"火災対応アルゴリズム[5〜7]（2008 年、2013 年改訂）"を基に考えることができる。こちらでは主に術野火災をターゲットに置いているが、これとは別に電気系統や酸素、亜酸化窒素を始めとしたガス配管を巻き込むような施設火災も念頭に置かなければならない。術野火災は気道火災と非気道火災に分けられ、本術式のような場合は、気道火災が起こるリスクがあり、非気道火災に比べてより重篤な気道熱傷の発生が懸念されるため、より入念な準備や注意喚起が必要である。予防がなにより大切であるが、気道火災発生時には、早期発見と厳重な危機管理体制、迅速な緊急対応を要求される。今一度、このガイドラインと照らし合わせて、自施設の現状の見直しと今後の課題を考える機会をつくっていただきたい。

 発火源、酸素、可燃物の 3 大リスクが手術室には常にあることを意識すべし！

症例経過 3

気管切開術が開始され、術者に 40％酸素に下げて Sp_{O_2} が 92〜93％程度であることを伝えていた。耳鼻科医はレジデントを指導しながら手術を進めた。頸部の筋肉の剥離（広頸筋、胸骨舌骨筋、胸骨甲状筋）、甲状腺の剥離と上方への圧迫、気管筋膜を剥離し、気管を露出した。その後、気管に逆 U 字切開を入れたところ、気管が硬く力が入りすぎ、メスが気管の奥まで入ってしまった。頸部でリーク音が発生し始め、気管チューブまたはカフもしくはカフの空気注入ルートの損傷が疑われた。それと同時に、気管壁周囲より出血を認めた。

■ 設 問 ■

術中の麻酔管理上のポイントやこの状況での対応は何か。（〇△×）をつけよ。
　1）ただちに電気メスの凝固を使い止血を行う
　2）呼吸回路の接続外れや折れ曲がり、カプノグラフィの波形を確認

する
3）術者とともに気管チューブおよびカフをチェックする
4）圧迫で止血ができれば、気管切開用カニューレを挿入する
5）気管チューブは、気管に切開を入れる前にチューブの位置変更、抜去を考え、固定をすぐ外して動かせるようにしておく

1）ただちに電気メスの凝固を使い止血を行う（×）
　もし、高濃度の酸素が術野に漏れ出てきているならば、電気メスの使用は気道火災を惹起しうるので危険である。特に気管チューブからのリークが疑われれば、術野で電気メスを使用すべきではない。ガーゼによる圧迫止血か止血鉗子による止血が勧められる。

2）呼吸回路の接続外れや折れ曲がり、カプノグラフィの波形を確認する（○）
　用手換気で回路の抵抗、呼気の戻りを確認する作業は、単純なトラブルを否定、回避するうえで重要といえる。

3）術者とともに気管チューブおよびカフをチェックする（○）
　気管チューブが術野で見えており、チューブ位置を確認できるのであれば、速やかにカフから空気を入れカフの損傷の有無や気管チューブ損傷をチェックして情報共有することが、患者の安全管理上重要である。

4）圧迫で止血ができれば、気管切開用カニューレを挿入する（○）
　カフ付き気管切開用カニューレを挿入することで、カフ漏れが防げる可能性が高いため、その意味ではできるだけ早く入れ替えたいが、不用意に入れ替えると出血による視野不良からカニューレの気管外への迷入も危惧される。総合的な現場の判断が優先されるが、その際にも電気メスの不用意な使用は慎む必要がある。常に気道火災を念頭に置いた対応が望まれる。

5）気管チューブは、気管に切開を入れる前にチューブの位置変更、抜去を考え、固定をすぐ外して動かせるようにしておく（○）
　気管切開術中にカフ損傷などが起こった場合、スムーズな気管切開用チューブへの入れ替えが必要になることもある。気管切開時のカフ損傷を避けるため、切開直前にチューブを片肺換気にならない程度に

数 cm 先進させることも考慮する。逆に少し引く選択肢もある。強固な固定は事故抜管防止には有利だが、入れ替え直前にはすぐに固定を外して動かせる状態にしておくことが望ましい。術野で気管チューブの先を確認してもらいながら、万一気管切開カニューレの挿入に失敗してもチューブを逆にすぐ進められる位置にとどめて置くこともできる。麻酔科側では呼吸音の聴診、必要に応じた術前の気管内吸引、ファイバースコープによる確認、また術野でも出血や気管内分泌物の吸引準備は大切である。

気管切開術の麻酔管理では、肺炎で酸素化不良かつ高齢の患者も多く、呼吸器系の予備能が低いため、カフ損傷から換気不良になると、急激な低酸素状態（SpO_2の低下）をまねくおそれもある。酸素濃度は気道火災を考えると 30％以下に下げることが勧められるが、実際は患者の呼吸状態から難しい場合もある。酸素濃度が 40％を超えると気道火災のリスクは急激に上昇していく。過去にも電気メスの先端からの熱放出、高温のため、気管チューブの穿孔、燃焼、火災が起こり、重篤な気道熱傷を生じたケースが複数例報告[1〜3]されている。本症例のようにカフから漏れた高濃度酸素があると非常に危険である。そこで、気管切開時とそれ以後は電気メスを使用しないことが重要であり、麻酔科医は術者に注意喚起しなければならない。またできるかぎり、術前に電気メスの使用の有無を術者に確認しておくことが望ましい。

これに関して、医薬品医療機器総合機構（PMDA）は 2010 年に PMDA 医療安全情報を出し、気管チューブ挿管下での電気メス使用時の発火のメカニズムを付して注意喚起を行った。また同年に日本外科学会も、気管切開時の電気メス使用に関する注意喚起を行っている。

麻酔科医は術者と酸素濃度の情報共有、電気メス使用に関して注意喚起を行う！
コミュニケーションは医療安全の基本！

症例経過 4

耳鼻科医があわてて電気メスで止血を試みたが、気管チューブから発煙、発火が起こった。

■■■ 設 問 ■■■

気道火災の直前および起こった際の対応は何か。（○△×）をつけよ。
1）気管チューブの再挿管は難しいので、抜去しない
2）酸素濃度を30％に下げ、気道ガスフローはそのままで経過をみる
3）気道に生理食塩液を注入して消火する
4）炎、煙が見えなければ火災は否定できる
5）術者が電気メスを持った時点で、声をかけて制止する

1）気管チューブの再挿管は難しいので、抜去しない（×）

燃焼した気管チューブを残して、消火することはせず、気管チューブを抜去する。その後、気道ガスフローを停止、気道に生理食塩液を注入して消火を行う。今回の場合は消火できたら、気道熱傷の評価を行い、気管切開口からの気管切開カニューレ挿入か再度の気管挿管のいずれかを状況をみて選択する。

2）酸素濃度を30％に下げ、気道ガスフローはそのままで経過をみる（×）

気道火災の消火がなにより最優先であり、すべての気道ガスフローを停止して、気道に生理食塩液を注入し消火を試みる。

3）気道に生理食塩液を注入して消火する（○）

消火の第一選択として、生理食塩液の気道内注入がある。この際に気道の可燃物除去も行う。その後は、気道熱傷、心肺蘇生（CPR）に対応できるように、人や物品を集める（ASA手術火災のアルゴリズム参照：図1）。

4）炎、煙が見えなければ火災は否定できる（×）

気道火災への対策では気管切開以後は電気メス（発火源）を使用しないという予防策、早期発見が大切である。火災の初期徴候の中でも、アルコールに引火したような場合は、炎が青白く気づきにくいといわ

れる。光、炎が見えないときでも火災の初期徴候（光、炎、煙、熱、音、臭い、呼吸回路の変色、ドレープや患者の動き、覚醒時は訴え）を見逃さないように十分注意する。気道火災と判断したら、気管チューブを抜去、気道ガスフロー停止、気道可燃物の除去、気道への生理食塩液注入で消火を試み、消火成功を火災徴候の消失により確認できれば、ただちに気道確保し換気を再開（バッグバルブマスクなら気管切開口を押さえリークを防ぐ）して、気管挿管（気管チューブの再挿入か気管切開用チューブ挿入）を行う。

5）術者が電気メスを持った時点で、声をかけて制止する（○）

気管にメスで切開を加えたのちに電気メスを使用すると、発火源である電気メス、電気メスで空いた気管チューブの穴やカフ周囲から漏れ出た高濃度酸素、可燃物である気管チューブと火災の3要素がすべてそろうことになり非常に危険な状態である。したがって、火災の防止の観点から術者を麻酔科医としては制止しないといけない。そのためにも術前の申し合わせが非常に大切である。

気道火災という緊急事態においては、冷静かつ的確な判断が必要となる。緊急事態においてコマンダーとなる麻酔科医は常に、最悪の事態を想定し、万が一トラブルが起こったときの対応手順を頭の中でシミュレーションしておかなければならない。この場合は、燃えた気管チューブの抜去、すべての気道ガスフロー停止、もしあれば気道の可燃性材料の除去、気道への生理食塩液注入による消火、消火確認後の速やかな気道確保換気再開という流れを理解しておく。

気道火災を想定したマニュアルの作成、対処手順の確認を日頃から心がける！

症例経過 5

気管チューブを抜去、すべての気道ガスフローを停止して、気道に生理食塩液を注入したところ、火災の徴候が消失し、消火成功と判断した。

設問

気道火災の消火直後の対応は何か。（○△×）をつけよ。

1） 100%酸素で換気を再開する
2） 消火に成功したら、換気を再開し、再度気道確保を行う
3） 抜去した気管チューブは即座に廃棄する
4） 気管支鏡検査を行う意義は低い
5） 気道確保、換気再開後に、患者の状態評価と管理計画の立案を行う

1） 100%酸素で換気を再開する（△）

　気道火災直後の酸素濃度の選択は悩ましいが、確実に消火されたという確証がない場合は、100%酸素投与は気道火災の再燃のリスクがある。ASAの"火災対応アルゴリズム"でも、臨床的に可能であれば、高濃度酸素を避けると記載されている。

2） 消火に成功したら、換気を再開し、再度気道確保を行う（○）

　気道への生理食塩液注入で消火を試み、消火成功を火災徴候の消失により確認できれば、ただちに気道確保し換気を再開（バッグバルブマスクなら気管切開口を押さえリークを防ぐ）して、気道確保器具挿入（気管チューブの再挿入または気管切開用チューブ挿入）を行う。

3） 抜去した気管チューブは即座に廃棄する（×）

　気管チューブの燃焼は急激に進むという報告がある。すぐに廃棄せず、抜去した気管チューブを確認し、断片の気道残存がないかをチェックする必要がある。

4） 気管支鏡検査を行う意義は低い（×）

　気管支鏡検査は、一般に気道熱傷の最も有力な診断手段であり、気道粘膜の煤（すす）、発赤、腫脹、水疱、びらん、潰瘍、易出血性などを認める場合には、気道熱傷が強く疑われる。加えて、病変の広がりも視覚的に確認でき、ASAの"手術室火災アルゴリズム"においても、気管支鏡検査を考慮と記載されている。

5）気道確保、換気再開後に、患者の状態評価と管理計画の立案を行う（○）

　気道火災では消火後、気道熱傷に対する集中治療管理が重要となる。気道火災の程度により病態や重症度は症例ごとに異なるが、喉頭や気管、気管支粘膜の浮腫、炎症による気道閉塞、狭窄、肺炎の増悪、急性肺障害（ALI）、急性呼吸促迫症候群（ARDS）、一酸化炭素中毒などへの速やかな対策、診断、治療開始が重要である。

消火後、気道熱傷や全身状態の評価を行う！

設問

ASA の"手術室火災の実践勧告"において述べられた5つのステップに関連する項目は何か。（○△×）をつけよ。
1）看護師が特に高濃度酸素の危険性を認識すべきであることを強調している
2）主に患者を監視する麻酔科医と看護師だけで訓練を行うことを推奨している
3）アルコールは速乾性であり、消毒してすぐに手術を開始できる
4）術者からの依頼で吸入酸素濃度を30％以下に低下させれば、すぐに電気メスは使用可能である
5）火災が疑われても、はっきりしなければ手術は止めない

1）看護師が特に高濃度酸素の危険性を認識すべきであることを強調している（×）

　麻酔科医が特に高濃度酸素の危険性を認識すべきであることを強調している。ただし、手術室火災予防の観点から、医療スタッフ全員が、高濃度酸素の危険性を認識し、共有することは手術室火災防止において非常に大切である。

2）主に患者を監視する麻酔科医と看護師だけで訓練を行うことを推奨している（×）

　全手術室医療チームが定期的に訓練を行うことを推奨している。

表1 ASA手術室火災の実践勧告要旨—勧告における5つのステップ—

①教育	すべての麻酔科医は施設での手術内火災安全プロトコルの知識をもち,手術室の火災安全教育に参加する. 麻酔科医が特に高濃度酸素の危険性を認識すべきである.
②訓練	全手術室医療チームが(臨床とは別時間に)定期的に訓練を行う.
③準備	麻酔科医は,すべての症例で,(火災が)高リスクかどうかを判断するチームメンバーに入る. すべての手術室チームメンバーが,火災の防止,対応を理解しておく.
④防止	手術部位の近くの酸素濃度を最小限にする(高濃度酸素状態を避ける). 発火源(レーザー,電気メスなど)の安全な取扱い(気道内や高濃度酸素環境での不使用)に努める. ※使用がやむをえない場合,吸気呼気の酸素濃度をみながら極力下げる. 　アルコール含有の消毒薬の乾燥を確認してから,ドレープをかける. 　外科医に高濃度酸素の存在を知らせ,発火源に近接した部位の酸素濃度を可能なかぎり下げる. 　頭頸部手術では鎮静かつマスク,カニューレでの酸素投与下の施行は火災のリスクがあり,カフ付き気管チューブ,ラリンジアルマスクの使用を考慮する. 　発火源の近くのガーゼや綿球を使用する場合は湿らせておく.
⑤対応	早期発見が大切で,疑った場合も手術を中止し,火災の有無を確認する. 火災発生時には,気道火災,非気道火災ごとにアルゴリズムにそって速やかに対応する.

(Caplan RA, Barker SJ, Connis RT, et al. Practice advisory for the prevention and management of operating room fires. Anesthesiology 2008;108:786-801. Apfelbaum JL, Caplan RA, Barker SJ, et al. Practice advisory for the prevention and management of operating room fires: an updated report by the American Society of Anesthesiologists Task Force on Operating Room Fires. Anesthesiology 2013;118:271-90 より引用)

3)アルコールは速乾性であり、消毒してすぐに手術を開始できる(×)

アルコール含有などの可燃性溶液を皮膚消毒に使用した場合は、よく乾燥させる必要があると注意喚起されている。これらが原因と思われる術野火災の報告[8,9]もあり、日常臨床において念頭に置く必要がある。

4)術者からの依頼で吸入酸素濃度を30%以下に低下させれば、すぐに電気メスは使用可能である(×)

吸入酸素濃度を減らしても、呼気ガス中の酸素濃度が低下するまでにはタイムラグがある[10]。必ず、呼気ガス中の酸素濃度の低下を併せて確認すべきである。

5)火災が疑われても、はっきりしなければ手術は止めない(×)

火災の早期発見がなによりも大切であり、疑った場合も手術を中止し、火災の有無を確認する。

伝えたい一言 米国麻酔科学会(ASA)の"手術室火災の実践勧告"の5つのステップを確認しよう！

本症例のポイント

　ASAの"火災対応の実践勧告"では、なによりもまず、手術室における火災予防が重要性を説き、5つのステップ（表1）のそれぞれが重要と述べている。各ステップは、①教育、②訓練、③準備、④防止、⑤対応である。火災発生防止対策に加え、早期発見の重要性も述べている。電気メス、レーザーといった発火源、酸素、可燃物（気管チューブ、ガーゼ、覆布、アルコールを含む消毒など）がそろったとき、火災発生のリスクは非常に高くなる。手術中の安全を守る麻酔科医にとっても、過去の気道火災の症例報告の教訓を生かすべく、自施設の現状確認と対策のチェックが課題である。

【文献】

1) 中筋正人, 辻村茂久, 中落琢哉ほか. 気管切開術中に電気メスで気管内チューブが燃焼した1症例の検討. 麻酔 1995；44：1381-3.
2) 姜　卓義, 齋藤啓一朗, 伊藤健二ほか. 高濃度吸入酸素下において気管チューブが燃焼した一例. Medical Gases 2010；12：43-5.
3) Gorphe P, Sarfati B, Janot F, et al. Airway fire during tracheostomy. European Annals of Otorhinolaryngology. Head Neck Dis 2014；131：197-99.
4) 成瀬　智, 高田知季, 金丸哲也ほか. 気管腫瘍に対するレーザー焼灼術中に気管切開用チューブが燃焼した症例. 麻酔 2011；60：483-5.
5) Caplan RA, Barker SJ, Connis RT, et al. Practice advisory for the prevention and management of operating room fires. Anesthesiology 2008；108：786-801.
6) Apfelbaum JL, Caplan RA, Barker SJ, et al. Practice advisory for the prevention and management of operating room fires：an updated report by the American Society of Anesthesiologists Task Force on Operating Room Fires. Anesthesiology 2013；118：271-90.
7) 植木隆介, 駒澤伸泰, 岡野　紫ほか. 手術室火災の対応経験と今後の課題. 日臨麻会誌 2013；33：131-6.

8) 植竹 厚, 中井川泰, 山田将紀ほか. クロルヘキシジン含有アルコール消毒薬に電気メスの火花が引火した1症例. 麻酔 2007；56：718-9.
9) 星島 宏, 竹内梨紗, 佐藤栄辱. 消毒薬に火花が引火した1症例. 麻酔 2010；59：1438-40.
10) Remz M, Luria I, Gravenstein M, et al. Prevention of Airway Fires : Do Not Overlook the Expired Oxygen Concentration. Anesth Analg 2013；117：1172-6.

（植木　隆介）

症例 6

Key Words
縦隔腫瘍
換気不全
補助循環

症例経過 1

14歳、男性、身長 150 cm、体重 40 kg。1ケ月前から咳嗽が出現し、近医で上気道炎と診断された。10日前から喘鳴と呼吸困難が増悪し、胸部CT検査で縦隔に腫瘤性病変が指摘された。全身麻酔下での検査・治療について、麻酔科にコンサルトがあった。

設問

縦隔腫瘍患者の全身麻酔で、特に注意して評価する検査所見は何か。（○△×）をつけよ。

1）自覚症状
2）胸部 X 線検査
3）呼吸機能検査
4）胸部 CT 検査
5）心臓超音波検査

1）自覚症状（○）

呼吸器症状（起坐呼吸、喘鳴）と、その体位による変化、循環器症状（心臓圧迫、心嚢液貯留、奇脈）、上大静脈症候群（顔面浮腫、チアノーゼ、脳圧亢進による頭痛、上肢の静脈怒張）を評価する。

2）胸部 X 線検査（△）

小児では腫瘍/胸郭比が 44％以上の場合、重篤な換気不全の可能性が高いと報告されているが[1]、CT 検査でより詳細に評価できる。

3）呼吸機能検査（△）

縦隔腫瘍では胸郭内変動性気道狭窄パターン（呼気フローボリューム曲線のピーク値が低値でほぼ平坦となる台形を呈する）を示すこと

があるが、気道の詳細は CT 検査で評価可能である。

4）胸部 CT 検査（○）

　　縦隔腫瘍の大きさと部位、周囲臓器（気道・上大静脈・肺動脈・心臓など）への圧迫の有無と程度を評価する。

5）心臓超音波検査（△）

　　心臓の圧迫、心嚢液貯留の程度、心タンポナーデなどが評価できる。

　縦隔は胸部の正中で、前方は胸骨、後方は胸椎体前面、上方は胸郭入口部、下方は横隔膜で囲まれた領域と定義され、縦隔上部、前縦隔、中縦隔、後縦隔に区分される。縦隔内には心臓、大血管、気管、食道などの主要器官が存在する。そのため、縦隔腫瘍で縦隔内の主要器官が圧迫されるとさまざまな症状が出現する。気管圧迫により咳嗽や呼吸困難が、上大静脈圧迫により顔面・上肢の浮腫、頸動脈怒張がみられる。腫瘍からの圧迫が全身麻酔中にどのように変化するか考える必要がある。

　縦隔腫瘍患者の麻酔管理では、まず麻酔導入時の換気が可能か検討する。前縦隔腫瘍ではサイズが大きいほど、注意を要する。全身麻酔を行った縦隔腫瘍患者で気道閉塞した症例は、すべて正常気管面積に対する気管最狭窄部位の面積（%CSA）が 50% 以下であったという報告[2]や、縦隔腫瘍の全身麻酔における高リスク基準を、気管狭窄程度が 50% 以上[3]や 70% 以上[4]と提唱しているものがある。一方で %CSA が 50〜70% であっても、気管支に狭窄が及ぶと換気困難が生じると報告しているものもある[3]。気道評価では圧迫程度に加え、圧迫部位（気管・気管分岐部・気管支）も重要となり、腫瘍サイズや部位、気管狭窄程度や部位によって、症例ごとに許容される狭窄程度は異なると考える。起坐呼吸は換気不全の危険因子であり[3]、換気不全の予測の目安となりうる。呼吸困難が軽減する体位は、導入時や換気不全の際に有用となる。呼吸の自覚症状がなくても重篤な換気不全に陥った症例もあるため[5]、症状がなければ必ず換気可能とはいえないが、呼吸器症状があればそれだけの負荷がかかっていると考えて臨む。気管狭窄部位や最少径から、気管挿管と狭窄部位を超えてチューブ留置が可能か検討する。腫瘍の気管内浸潤や粘膜浮腫があれば、出血による気

道閉塞の危険性を考慮する。腫瘍やリンパ節腫大の進行が速い場合もあり、なるべく手術に近い時期の検査結果を評価するようにする。

次に循環不全を考慮する。肺動脈の圧排により、肺血流が減少し低酸素血症や急性右心不全、心停止に至る可能性がある。肺動脈シンチグラフィによる肺血流評価が有用であるが、麻酔導入や筋弛緩薬投与、陽圧換気で肺動脈圧排が増強され、肺循環が虚脱し症状を誘発することがあるため注意を要する[5]。片肺換気や側臥位では換気血流比不均等を考慮する。上大静脈の圧排は、血栓傾向や、前負荷減少による心拍出量低下も生じうるため、周術期の危険因子となる[3,5]。上肢の灌流障害を考慮して、下肢に血管確保する。心臓の圧排による不整脈、大動脈の圧排による後負荷増大、心囊液貯留による低心拍出量症候群なども生じうる。

縦隔腫瘍患者の全身麻酔では、自覚症状と画像所見から、呼吸（気道）と循環（大血管・心臓）を評価し、換気不全・循環不全のリスクを評価する！

症例経過 2

頭高位で自発呼吸が可能であったが喘鳴があり、仰臥位で呼吸困難を強く訴えた。CT 画像上、中縦隔を主座に腫大・癒合したリンパ節と考えられる腫瘤を認め（図 1-a）、気管分岐部から左右気管支にかけて狭窄し、気管前後径は正常部位で 15 mm、最狭窄部位で 3 mm であった（図 1-b）。左右肺動脈、左房、食道の圧排所見もみられた。呼吸困難の症状が急速に悪化しているため、狭窄気道の開通目的で気管ステント留置を予定した。

設 問

麻酔計画で考慮することは何か。（○△×）をつけよ。

1）自発呼吸の維持
2）筋弛緩薬の使用
3）硬性気管支鏡の準備
4）補助循環の準備

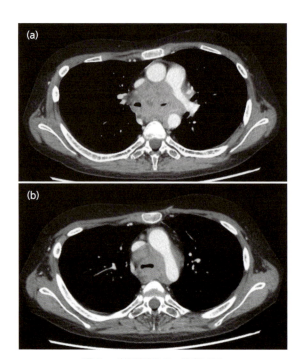

図1　症例経過2：胸部CT
(a) 中縦隔のリンパ節腫大と左右気管支の圧排が認められる．
(b) 気管最狭窄部位は3 mmに圧排されていた．

　1）**自発呼吸の維持（○）**

　気道狭窄が高度であり、可能なかぎり自発呼吸を温存した麻酔管理を計画する。

2）**筋弛緩薬の使用（△）**

　調節呼吸ができれば、筋弛緩薬を投与できる可能性がある。しかし、筋弛緩薬の投与後に換気不全となる危険性もあり、慎重に投与する。

3）**硬性気管支鏡の準備（○）**

　気管虚脱による換気不全に対して使用する。

4）**補助循環の準備（○）**

　気管狭窄と自覚症状が強く、換気不全が予測されるため、補助循環の準備を検討する。

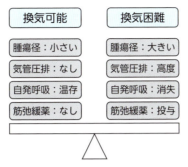

図2 縦隔腫瘍における麻酔導入時の
換気状態に影響する主な因子

注1：自発呼吸を温存しても換気困難となる状況がある.
注2：筋弛緩薬投与で換気可能となる場合がある.

　　前縦隔腫瘍は麻酔導入時に高リスクとなる場合があるが、中縦隔腫瘍でも気管や周囲の臓器を圧迫することがあるため、注意を要する。本症例は3mmの気道狭窄と起坐呼吸を認め、導入時の換気不全の危険性が高い。どのように導入するかが問題となる。

　自発呼吸の吸気時には、胸腔内が陰圧になることで気道が拡張し、外肋間筋・横隔膜の収縮により胸郭が拡張する。狭窄気道では、自発呼吸による気道の拡張は気道の開存に有用であり、胸郭の拡張は腫瘍による気管の圧迫を軽減する。陽圧換気の吸気時にはこれらの作用が消失し、狭窄部位の気道の拡張は生じない[6]。調節呼吸ができれば筋弛緩薬を投与できる可能性があるが、筋弛緩薬投与後に腫瘍そのものによる気管や大血管の圧排も生じうる。よって、気道狭窄が強い場合は、可能なかぎり自発呼吸を温存した麻酔管理が望ましいと考えられる。一方で（後述するが）、自発呼吸を残しても換気不全のリスクは残る。換気不全に対する補助循環の適応については、症例経過3の設問で考える。縦隔腫瘍で麻酔導入時の換気状態に影響する主な因子を図2に示す。

　ステロイド・放射線治療で腫瘍が縮小され気道狭窄が軽減する可能性があるが、ステロイド使用で診断率が低下する場合がある。これらの治療による腫瘍縮小の効果について、主治医と協議する。本症例は

表1 気管ステントの特徴

	シリコンステント	自己拡張型金属ステント
種類	Dumonステント® TMステント®	Ultraflexステント® Zステント®
挿入方法	硬性鏡下 全身麻酔が必要	軟性鏡下 局所麻酔でも可能
狭窄部位の前拡張	必要 ・バルーンやレーザー，アルゴンプラズマ凝固法などで拡張してから留置	不要 ・高度狭窄に対しても留置可能 ・緊急気道開大目的で使用可能
留置後の抜去	可能	困難 ・留置後にステントが粘膜下に埋没する ・肉芽形成による再閉塞や金属疲労で壊れる
分岐部病変	Y型Dumonステント®が適応	可能な場合もあるが困難

　術前のステロイド投与による腫瘍縮小効果がなかった。放射線治療は、照射後の炎症による気道浮腫でさらに気道閉塞を誘発する危険性があり、適応できなかった。今回はステント留置に対し全身麻酔が必要であったが、生検だけであれば、区域麻酔の適応や、局所麻酔で生検可能な他病変がないか全身検索する。気管ステントの種類と特徴について表1に示す。

 気道の狭窄が強い場合、十分な自発呼吸の温存が気道の開存に重要な役割を果たす！

症例経過3

　腫瘍の気管浸潤の可能性があり、生検やステント留置で出血が予想されるため、ヘパリンを使用せず、補助循環なしで施行したいと外科から相談があった。

設問

換気不全に対し、考えられる対応は何か。（○△×）をつけよ。
1）高頻度ジェットベンチレーターを手術室にスタンバイする
2）陽陰圧式体外式人工呼吸器（BCV）を手術室にスタンバイする

3）経皮的心肺補助装置（PCPS）を手術室にスタンバイする
4）PCPSを手術室にスタンバイし、麻酔導入前から大腿動静脈を確保する
5）最初からPCPSを作動させて、麻酔導入する

1）高頻度ジェットベンチレーターを手術室にスタンバイする（△）
　気道狭窄症例で経気管的高頻度ジェット換気（HFJV）が有用な場合があるが、呼気排出が可能な気道開通が必要となる。気道の完全閉塞状態では、呼気排出困難や肺の圧外傷の危険性がある。

2）陽陰圧式体外式人工呼吸器（BCV）を手術室にスタンバイする（△）
　BCVは体外から胸郭に陽陰圧をかけ呼吸補助を行う。陽圧換気が困難な場合、BCVは有効な換気補助となる可能性があるが、現時点ではその文献報告はない。

3）経皮的心肺補助装置（PCPS）を手術室にスタンバイする（○）
　緊急時にただちに大腿動静脈にカニュレーションして、すぐ導入できるように、心臓血管外科と臨床工学技士に手術室での待機を依頼しておく。

4）PCPSを手術室にスタンバイし、麻酔導入前から大腿動静脈を確保する（○）
　大腿動静脈を確保しておくと、導入時の換気不全や循環不全に対しただちにPCPSの導入が可能となるが、局所麻酔下で血管確保への協力が必要となる。

5）最初からPCPSを作動させて、麻酔導入する（△）
　本症例における換気不全の断定は難しいが、その可能性は非常に高い。PCPSを導入した後に麻酔導入すれば換気不全への安全性は確保されるが、ヘパリンによる出血の危険性は残る。

　気管径が5 mm以下ならば最初から体外循環を準備すべきであるという報告[7]や、気管径が正常の50%未満となっている場合、麻酔導入前に局所麻酔下で大腿動静脈のカニュレーションを推奨している報告[5]があるが、縦隔腫瘍や気道狭窄に対する明確な補助循環導入のガイドラインはみられない。

麻酔導入時の換気不全の予測は容易ではないが、換気不全に備えた対策が必要である。換気不全に対する補助循環は呼吸の補助が目的となり、PCPSや静脈脱血・静脈送血体外式膜型人工肺（VV-ECMO）がある。心機能が保持されている症例にPCPSを用いる場合、酸素化が十分に行われていない自己心拍血液が冠動脈や頸動脈を灌流し、心筋虚血や脳虚血を生じる可能性がある。右手のパルスオキシメータ管理や右橈骨動脈の動脈血評価が重要になる。心臓圧迫や大血管圧迫による循環不全にもPCPSで対応できる。VV-ECMOを用いる場合は、酸素化のためECMO流量を増加させると酸素化血の再脱血も増加するため、酸素化の限界があるが、動脈への侵襲や塞栓症のリスクが低く、体循環で自己心拍と補助循環が競合しない利点がある。これらの特徴を理解し補助循環を選択するが、抗凝固薬にヘパリンを使用するため、出血のリスクは避けられない。また小児では血管の太さや、局所麻酔下でのカニュレーションの問題が残る。小児で鎮静下にカニュレーションしPCPSを作動させた報告がみられるが[8]、状況により小児開心術を行っている施設への搬送も考慮する。

　PCPSやVV-ECMOのほかに、狭窄気道を経気管的HFVJで管理した報告がある[9]。HFVJは、細管を通して吸気ガスを気道内へ高頻度に送り込み、呼気は受動的に排出させる換気法である。気道閉塞で使用すると、呼気排出障害による空気とらえ込みのため過剰な圧が発生し、肺胞圧損傷を生じる場合がある。駆動圧は酸素化が保たれる最低限とする。

　他の換気補助の可能性にBCVがある。BCVは体外から胸郭に陰圧をかけ、横隔膜を引き下げて胸郭が拡張することで吸気補助を行い、陽圧によって胸郭を圧迫し呼出を補助する[10]。陽圧換気不可能時や自発呼吸減弱時にBCVを作動させることで有効な換気補助効果が期待されるが、現時点では使用報告がなく、今後検討が必要である。

　換気不全に対する補助循環は外科医・麻酔科医・臨床工学技士で協議して方針を決定し、必要時にすぐに導入できるようシミュレーションまで行っておく。十分な検討と準備のうえで麻酔管理した場合でも、周術期に換気不全が解除できずに合併症を生じる危険性があるため、家族への術前説明を十分に行う必要がある。

換気不全に対する補助循環の準備が非常に重要となるが、補助循環の方法や準備内容は、症例ごとに各科で協議して決定する！

症例経過 4

　外科と麻酔科で協議し、まずは補助循環を使用せずに手術を行う方針とした。大腿動静脈確保の協力が得られず、経皮的心肺補助装置（PCPS）を手術室にスタンバイした。ラリンジアルマスク（LMA）下に軟性気管支鏡で気管を観察して腫瘍生検を行い、次に硬性気管支鏡に入れ替えて、Y型 Dumon気管ステント®の留置を予定した。全身麻酔はプロポフォールを用いて緩徐に導入し、自発呼吸を温存してLMAを挿入する計画とした。自発呼吸を残すように、緩徐にプロポフォール濃度を上昇させながら投与したところ、マスク換気が困難となり、SpO_2が90％まで低下した。

設問

次に行う対応は何か。（○△×）をつけよ。
1）エアウェイを挿入する
2）筋弛緩薬を投与する
3）他の麻酔科医の援助を要請し、声門上器具を挿入する
4）硬性気管支鏡を挿入する
5）いったん覚醒させ、意識と自発呼吸を回復させる
6）ただちにPCPSを導入する

1）エアウェイを挿入する（○）
　マスク換気困難時には、日本麻酔科学会（JSA）の"気道管理ガイドライン2014"に従って、まずエアウェイ挿入（経口・経鼻）や、triple airway maneuversを確実に行い、マスク換気を改善するよう試みる。
2）筋弛緩薬を投与する（△）
　筋弛緩薬投与で上気道閉塞が解除される可能性があるが、声門下の狭窄気道に対しては自発呼吸消失による気管虚脱のリスクがある。覚醒させて引き返す方針とした場合、筋弛緩薬の拮抗と回復にやや時間

を要する。

3）他の麻酔科医の援助を要請し、声門上器具を挿入する（○）

最善の努力にもかかわらずマスク換気が困難である場合、援助を要請し、声門上器具は遅滞なく挿入されるべきである。

4）硬性気管支鏡を挿入する（○）

麻酔施行者が最大限に努力をして換気を行っても換気不全が継続した場合、縦隔腫瘍では声門下の気管虚脱の可能性がある。その場合、硬性気管支鏡を挿入し、気管虚脱の解除を試みる。

5）いったん覚醒させ、意識と自発呼吸を回復させる（○）

ただちに覚醒させて引き返すことで、十分な自発呼吸と気道開存へ復帰可能となる。

6）ただちにPCPSを導入する（△）

上気道開存状態の確認、硬性気管支鏡の挿入、麻酔薬の中断と覚醒による自発呼吸の回復などを行いながら、並行してPCPS導入の準備を行う。

仰臥位の全身麻酔中は、自発呼吸下であっても、機能的残気量が減少して気道内径の減少や気道抵抗の増大が生じ、気管虚脱を助長する[11]。呼吸筋緊張の低下で腫瘍による気管圧迫が増悪し、自発呼吸の減弱で気管拡張作用が少なくなる。よって、縦隔腫瘍による声門下の狭窄気道では、全身麻酔で気道虚脱による換気困難のリスクが生じるが、上気道閉塞による換気困難にも十分に注意する。

換気困難には、"JSA気道管理ガイドライン"[12]のアルゴリズムに従って対応する。ガイドラインのアルゴリズムに記されているイエローゾーンやレッドゾーンでは、外科的気道確保が一つの戦略となるが、縦隔腫瘍による狭窄気道では、気道確保ができていても声門下の気管虚脱により換気不能となる場合がある。声門上器具による換気ができなければ、気管虚脱の可能性を考慮し、PCPSなどの補助循環の導入を検討してよいと考えられる。

縦隔腫瘍の麻酔導入時における換気困難では、声門下の気管虚脱に注意がいきがちとなるが、上気道閉塞の危険性も忘れないようにする！

症例経過 5

　エアウェイを挿入して上気道閉塞を解除したところ、換気が可能となった。麻酔深度を緩徐に深くして LMA を挿入し、軟性気管支鏡を腫瘍部分まで進めて生検を行った。気管分岐部は確認できたが、左主気管支は入口部で 99％狭窄し、6 mm の気管支鏡は挿入できなかった。右気管支も入口部で 80％狭窄していたが、6 mm の気管支鏡が挿入可能であった。両側分岐部周囲の気道粘膜は浮腫状で、吸引で易出血性であった。ステント挿入前に左主気管支にバルーン拡張術を数回施行していたところ、SpO_2 が急速に 60％台に低下した。換気はかろうじて可能であったが、左肺の胸郭の動きが減弱し、気管支鏡で左気管支が血性分泌物で閉塞傾向にあるのが観察された。

設問

このときの対応は何か。（○△×）をつけよ。
1) 左用ダブルルーメンチューブ（DLT）を挿管する
2) 右用 DLT を挿管する
3) シングルルーメンチューブ（SLT）を挿管する
4) 筋弛緩薬を投与する
5) HFJV を行う
6) PCPS を導入する

1) 左用ダブルルーメンチューブ（DLT）を挿管する（△）
　左主気管支の狭窄が強いが、左用 DLT が通過できれば左気管支の圧排が解除され、右主気管支への出血の流れ込みを防げる。しかし、DLT は外径が太く通過できない可能性がある。

2) 右用 DLT を挿管する（△）
　右用 DLT が通過できれば、左主気管支の処置が行いやすくなる。しかし SpO_2 が 60％台であるため、DLT を挿管して、太さや留置位置を検討する時間的余裕がない可能性がある。

3) シングルルーメンチューブ（SLT）を挿管する（○）
　処置が長時間となれば LMA より SLT 経由が行いやすいと考えられる。また、左主気管支の出血や閉塞が解除できない場合、ただちに

SLTを右主気管支挿管にして片肺換気とすることが可能である。
 4）筋弛緩薬を投与する（△）
　バッキングによる気道閉塞や、自発呼吸温存時の過剰な吸気努力呼吸が認められる場合、筋弛緩薬投与が有効なことがある。
 5）HFJVを行う（△）
　駆動圧に注意して使用可能であるが、血清分泌物を末梢側に押し込む可能性もある。
 6）PCPSを導入する（○）
　ヘパリンで出血が助長されるが、換気不全のまま酸素化が悪化するならばPCPSなどの補助循環を導入し、まず酸素化を行う。

　LMA経由で、自発呼吸下に生検・気管支バルーン拡張術を行っていたときの換気不全であるが、原因に気管操作による出血が考えられる。
　本症例は血性分泌物を吸引し、気道が開通すれば、換気と酸素化改善の可能性があるため、早急な血性分泌物の吸引は選択肢の一つとなる。軟性気管支鏡下の吸引はLMA経由でも可能だが、長時間を要するようであれば、SLT経由が処置を行いやすいと考えられる。バッキングで胸腔内圧が高くなった場合、気道閉塞を誘発する可能性があるが、筋弛緩薬投与で解除されることがある。
　本症例ではまず、筋弛緩薬を投与せずにSLTに入れ替えて、自発呼吸下で血性分泌物吸引を開始した。吸引途中に体動とバッキングで換気困難を生じたため、筋弛緩薬を投与した。筋弛緩薬投与後も調節換気は可能で、分泌物の吸引後に換気困難は解除され、SpO_2は100％に回復した。
　縦隔腫瘍では筋弛緩薬投与による換気不全のリスクのため、筋弛緩薬の投与には慎重を期すが、換気不全の原因によっては筋弛緩薬の投与が有効なことがある。自発呼吸を残した場合、過剰な努力吸気が持続すれば陰圧性肺水腫を生じる危険性があり、泡沫状血性分泌物がみられる。気管が完全閉塞でなければ駆動圧に注意しHFJVの適応も考慮する。原因を問わず、換気不全を解除できず酸素化が保てなければ、ただちに補助循環を導入し酸素化を行う。PCPS導入ではヘパリンを使用するため出血が持続し、出血源同定が困難となる可能性がある

が、酸素化が優先されると考える。

伝えたい一言 術中の換気不全では、原因を早急に判断して、酸素化の保持を最優先に対応する！

症例経過 6

その後、数回の気管支バルーン拡張術を行った。易出血性で気管が閉塞傾向を示し換気困難となったが、吸引で改善した。複数回の気管支バルーン拡張術を行っても十分に開通せず、ステント留置はできずに気管挿管のまま ICU へ帰室となった。本症例の中縦隔腫瘍は、T 細胞急性リンパ性白血病（T-ALL）髄外病変の可能性が高く、気道狭窄も強かったため、生検の結果を待たずに翌日から挿管のまま放射線縦隔照射を開始した。術後 7 日目の胸部 CT 検査で中縦隔腫瘍の縮小と気道狭窄の軽減を認め、術後 8 日目に抜管した。生検の結果は T-ALL で、抜管後も放射線照射を続行した。術後 13 日目から呼吸器症状は認めなくなり、術後 23 日目に退院した。

本症例のポイント

縦隔腫瘍症例では、麻酔導入、手術操作や体位により、致死的な換気不全や循環不全となることがあるため、入念な術前評価と麻酔計画が重要となる。補助循環の適応と準備は、症例ごとに各科で協議して決定する。十分な評価と準備を行っていても、経過中は常に換気不全のリスクがあり、患者と家族への説明を怠ってはならない。

【文 献】

1) King DR, Patrick LE, Ginn-pease ME, et al. Pulmonary function is compromised in children with mediastinal lymphoma. J Pediatr Surg 1997；32：294-300.
2) Azizkhan RG, Dudgenon DL, Buck JR, et al. Life-threatening air-

way obstrudtion as a complication to the management of mediastinal masses in chileren. J Pediatr Surg 1985 ; 20 : 816-22.
3) Blank RS, de Souza DG. Anesthetic management of patients with an anterior mediastinal mass : Continuing Professional Development. Can J Anesth 2011 ; 58 : 853-67.
4) Pearson JK, Tan GM. Pediatric anterior mediastinal mass : A review article. Semin Cardiothorac Vasc Anesth 2015 ; 19 : 248-54.
5) Erdos G, Tzanova I. Perioperative anesthetic management of mediastinal mass in adults. Eur J Anaesthesiol 2009 ; 26 : 627-32.
6) 萩平 哲. 狭窄気道へのアプローチ. 日臨麻会誌 2010 ; 30 : 727-34.
7) 北村俊治, 土居久栄, 沼田克雄ほか. 体外循環による気管狭窄症の麻酔. 麻酔 1988 ; 48 : 658-61.
8) Wickiser JE, Thompson M, Leavey PJ, et al. Extracorporeal membrane oxygenation (ECMO) initiation without intubation in two children with mediastinal malignancy. Pediatr Blood Cancer 2007 ; 49 : 751-54.
9) 杉 崇史, 野間秀樹, 駒澤伸泰ほか. 高頻度ジェット換気法を併用したDumonステント留置術4症例の全身麻酔管理. 麻酔と蘇生 2011 ; 47 : 1-4.
10) 佐藤庸子. Biphasic cuirass ventilationの臨床応用. ICUとCCU 2011 ; 35 : 529-34.
11) Wilson WC, Benumof JL. 呼吸生理学と麻酔中の呼吸機能. Miller RD編. 武田純三監訳. ミラー麻酔科学 (第6版). 東京 : メディカル・サイエンス・インターナショナル ; 2007. p.533-66.
12) 日本麻酔科学会. 気道管理ガイドライン2014. http://www.anesth.or.jp/news2015/pdf/20150427zukei.pdf (2016年6月閲覧).

(伊藤　明日香)

症例 7

Key Words
心臓リスク
右冠動脈閉塞
早期再灌流

症例経過 1

　68歳、男性、身長162 cm、体重61 kg。外反母趾で外反母趾手術が予定された。既往として、40歳から糖尿病を指摘され、インスリンを使用しており、直近のHbA1cは8.2%であった。また第3腰椎圧迫骨折のため下肢の筋力低下としびれを認めていた。術前の心電図検査では、1度房室ブロックと、Ⅱ、Ⅲ、aV_Fに軽度のST上昇（0.1 mV以下）を認めた。心エコー検査では明らかな壁運動異常はなく、EF 68%であった。下肢症状があったため、運動負荷心電図は行わなかった。その他の血液検査、呼吸機能検査、胸部X線検査では異常を認めなかった。神経学的異常のため脊髄くも膜下麻酔は不可と判断し、全身麻酔下に手術予定となった。

設問

冠動脈疾患のリスク評価と必要な検査は何か。（○△×）をつけよ。

1）Active Cardiac Condition（重症度の高い心臓の状態）を認める
2）非心臓手術内容に基づく評価において、低リスク手術に分類される
3）4 METs以上の運動が無症状で可能かどうかを評価する
4）薬物負荷心筋シンチグラフィ検査を考慮する
5）経食道心エコー検査を考慮する

1）Active Cardiac Condition（重症度の高い心臓の状態）を認める（△）

　"非心臓手術における合併心疾患の評価と管理に関するガイドライン（2014年度改訂版）"[1]によると、非心臓手術を受ける患者は、アルゴリズムにそって評価し、心精査の必要性を判断する（図1）。Active

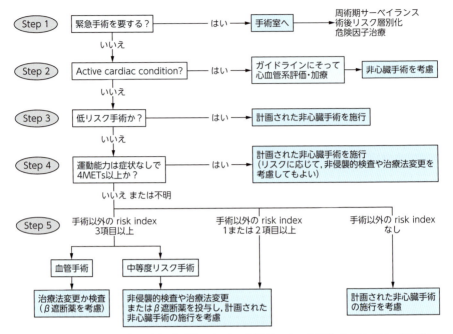

図1　50歳以上の患者の非心臓手術における心臓リスクの評価とケアのアルゴリズム
〔2012-2013年度合同研究班（日本循環器学会，日本冠疾患学会，日本胸部外科学会ほか）．非心臓手術における合併心疾患の評価と管理に関するガイドライン（2014年改訂版）．http://www.j-circ.or.jp/guideline/pdf/JCS2014_kyo_h.pdf（2016年6月閲覧）．Fleisher LA, Beckman JA, Brown KA, et al. ACC/AHA 2007 guidelines on perioperative cardiovascular evaluation and care for noncardiac surgery. Circulation 2007 ; 116 : e418-99より引用〕

　Cardiac Conditionとは、重症度の高い心臓の状態を指す（表1）。これらの危険因子があれば、術前に心血管系評価を行い、治療をして安定させてから手術を実施しなくてはならない。（図1 : step 2）。

　本症例では、Active Cardiac Conditionを疑う明確な所見はないが、下肢症状のために活動量が低下していることや、糖尿病の存在を考慮すると、なんらかの冠動脈疾患があるが不顕性化している可能性も考えられる。

2）非心臓手術内容に基づく評価において、低リスク手術に分類される（○）

　非心臓手術はその手術内容に応じて、心合併症率に基づき低リスク、中等度リスク、高リスクに分類され（表2）、本症例は低リスク手

表1 Active Cardiac Condition（重症度の高い心臓の状態）

状　態	例
不安定な冠動脈疾患	・不安定，高度の狭心症 　（CCS Class Ⅲ～Ⅳ） ・最近発症の心筋梗塞 　（発症後7～30日）
非代償性心不全 （NYHA ClassⅣ，心不全の悪化あるいは新たな心不全）	
重篤な不整脈	・高度房室ブロック ・MobitzⅡ型 ・3度房室ブロック ・有症状の心室性不整脈 ・心拍数の高い（＞100 bpm）上室性不整脈（心房細動を含む） ・有症状の徐脈 ・新たに認めた心室頻拍
高度の弁膜疾患	・高度の大動脈弁狭窄症 　（平均圧較差＞40 mmHg，AVA＜1.0 cm^2 または有症状） ・症状のある僧帽弁狭窄症 　（進行性の労作時呼吸困難や労作時失神，心不全）

CCS：Canadian Cardiovascular Society，NYHA：New York Heart Association，AVA：大動脈弁口面積
〔2012-2013年度合同研究班（日本循環器学会，日本冠疾患学会，日本胸部外科学会ほか）．非心臓手術における合併心疾患の評価と管理に関するガイドライン（2014年改訂版）．http://www.j-circ.or.jp/guideline/pdf/JCS2014_kyo_h.pdf（2016年6月閲覧）．Fleisher LA, Beckman JA, Brown KA, et al. ACC/AHA 2007 guidelines on perioperative cardiovascular evaluation and care for noncardiac surgery. Circulation 2007；116：e418-99 より引用〕

表2　心合併症率からみた非心臓手術のリスク分類

低リスク＜1%	中等度リスク 1～5%	高リスク＞5%
乳腺手術	腹腔内手術	大動脈・主幹血管手術
歯科手術	頸動脈手術	末梢血管手術
内分泌手術	末梢動脈形成術	
眼科手術	動脈瘤血管内修復術	
婦人科手術	頭頸部手術	
再建手術（形成外科）	神経外科/整形外科大手術	
整形外科小手術（膝）	（股関節，脊椎）	
泌尿器科小手術	肺・腎・肝移植	
	泌尿器大手術	

〔2012-2013年度合同研究班（日本循環器学会，日本冠疾患学会，日本胸部外科学会ほか）．非心臓手術における合併心疾患の評価と管理に関するガイドライン（2014年改訂版）．http://www.j-circ.or.jp/guideline/pdf/JCS2014_kyo_h.pdf（2016年6月閲覧）．Fleisher LA, Beckman JA, Brown KA, et al. ACC/AHA 2007 guidelines on perioperative cardiovascular evaluation and care for noncardiac surgery. Circulation 2007；116：e418-99．Poldermans D, Bax JJ, Boersma E, et al. Guidelines for pre-operative cardiac risk assessment and perioperative cardiac management in non-cardiac surgery. Eur Heart J 2009；30：2769-812 より引用〕

術に分類される。

3）4 METs以上の運動が無症状で可能かどうかを評価する（△）

図1のStep 4において、症状がなく4 METs以上の運動が可能であれば、基本的には中等度リスクや高リスク手術であっても、計画された非心臓手術を施行できるとされている。本症例では、下肢の筋力低下としびれを認めているため4 METsの運動負荷が可能かどうか評価するのは難しい。

4）薬物負荷心筋シンチグラフィ検査を考慮する（○）

本症例では、下肢の問題があり運動負荷がかけられない。薬物負荷は運動負荷とほぼ同等の有用性があるとされ、非侵襲的検査として追加することを考慮してもよい。

5）経食道心エコー検査を考慮する（×）

経食道心エコー検査が有用であるのは、大動脈評価（特に大動脈解離）、僧帽弁形態の評価、卵円孔開存の有無、左房内血栓の評価などである。また、経食道心エコー検査は侵襲的な検査で、本症例では、経胸壁心エコー検査で心機能は評価できており、あえて追加検査として考慮する必要はないと考えられる。

非心臓手術における術前評価は、図1のアルゴリズムにそって進めていく。

Step 1：緊急手術かどうか
Step 2：Active Cardiac Conditionがあるかどうか
Step 3：低リスク手術かどうか
Step 4：運動能力は症状なしで4 METs以上かどうか
Step 5：手術以外のRevised Cardiac Risk Index (RCRI)（表3）が何項目該当しているか

以上の5つの観点から考える。

図に示すと明確なアルゴリズムではあるが、例えば4 METs以上の運動能力があっても、手術リスクに応じて非侵襲的検査や治療法変更を考慮してもよいとするなど、線引きが曖昧な部分も見受けられる。RCRIが複数ある症例などでは非侵襲的検査や治療法変更を考慮する余地があり、その場合は、主科や循環器内科と相談したうえで、必要

表3 RCRIによる心血管系イベント発生率

危険因子の数	心血管合併症（%）(95%CI)	心血管死（%）
0	0.5 (0.2〜1.1)	0.3
1	1.3 (0.7〜2.1)	0.7
2	3.6 (2.1〜5.6)	1.7
≧3	9.1 (5.5〜13.8)	3.6

CI：信頼区間
〔2012-2013年度合同研究班（日本循環器学会，日本冠疾患学会，日本胸部外科学会ほか）．非心臓手術における合併心疾患の評価と管理に関するガイドライン（2014年改訂版）．http://www.j-circ.or.jp/guideline/pdf/JCS2014_kyo_h.pdf（2016年6月閲覧）．Lee TH, Marcantonio ER, Mangione CM, et al. Derivation and prospective validation of a simple index for prediction of cardiac risk of major noncardiac surgery. Circulation 1999：100：1043-9より引用〕

な追加検査や治療法について考慮する必要があるだろう。

 重篤な心疾患の合併の有無や、手術侵襲、患者の運動能力などについて、アルゴリズムにそって系統的に評価を進めよう！

症例経過2

　患者はActive Cardiac Conditionに該当せず、Revised Cardiac Risk Index（RCRI）では危険因子が1つで、手術リスクが低いため、運動耐用能は不明であったが、追加の検査は行わなかった。
　プロポフォールTCI（target controlled infusion）3 mcg/mL、レミフェンタニル0.2 mcg/kg/minにて麻酔導入を行い、ロクロニウム40 mgにて筋弛緩を得たのち、気管挿管した。その後、プロポフォールとレミフェンタニルで麻酔を維持した。術中、低血圧に対し、フェニレフリンの単回投与を行った。手術が終了し、麻酔薬の投与を中止し抜管を行った。受け答えのあるはっきりとした意識があるのを確認したのち、突然の血圧低下51/35（42）mmHgとともに、意識消失、呼吸停止を認めた。心電図ではⅡ誘導でSTの上昇を認めた。

■設問■

この時点で行うべき初期対応は何か。(○△×)をつけよ。

1) 人を呼ぶ
2) 非観血的血圧測定法により血圧を再検し、結果が出るまで待つ
3) 気道確保を行い、マスク換気を開始する
4) レミフェンタニルの残存を疑い、ナロキソン 0.2 mg を投与する
5) フェニレフリン 0.1 mg を投与し、その他の循環作動薬の準備を指示する

1) 人を呼ぶ（○）

　手術室内にいる麻酔科医、看護師はもちろんのこと、緊急薬物や特殊薬物の使用などを考えて薬剤師、また大動脈内バルーンパンピング（IABP）や経皮的心肺補助（PCPS）の使用に備え臨床工学技士や外科医などにも声をかけておくことは有用である。

2) 非観血的血圧測定法により血圧を再検し、結果が出るまで待つ（×）

　非観血的血圧測定法では、結果が出るまで数十秒〜数分かかる場合がある。血圧を再検することは間違いではないが、測定結果を待っていると、初期対応が大幅に遅れる。血圧再検と同時に初期対応を開始する必要がある。

3) 気道確保を行い、マスク換気を開始する（○）

　呼吸停止を認めており、低酸素血症からの心停止や脳障害を防ぐためにも、すぐに施行するべきである。

4) レミフェンタニルの残存を疑い、ナロキソン 0.2 mg を投与する（△）

　臨床経過から疑う余地はあるが、ナロキソン自体は肺水腫など重篤な副作用をもつ薬物であるため、原因を特定したうえで、慎重に投与すべきものである。「初期対応」という点において適切か否かは、議論を呼ぶところである。

5) フェニレフリン 0.1 mg を投与し、その他の循環作動薬の準備を指示する（○）

　低血圧に対し、手元にあるなんらかの昇圧薬をすぐにでも投与し、

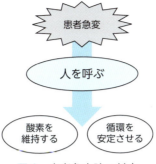

図2 患者急変時の対応

循環改善を試みる必要がある。フェニレフリンが無効な可能性があるため、この時点でさらに強力な作用をもつ循環作動薬の準備を指示しておくべきである。

 緊急時は、呼吸や循環などその場で起こっている問題に対処すると同時に、先を見越した対応も必要である（図2）。自分1人で対応しようとするのは間違いであり、人手の調達および各専門知識をもつ医療チームを発足させるという意味でも、人を呼び集めることが最も重要である。この場合、もし心筋梗塞を疑うのであれば、循環器内科医にも連絡しておくのがよい。

 緊急時では、初期対応すると同時に、人を集めよう！

症例経過3

ショック状態のため人を呼んだ。意識消失、呼吸停止に対し再挿管を行い、人工呼吸を再開した。フェニレフリン0.1 mgの投与を行った。現在血圧は72/35（48）mmHg、心拍数57 beats/minである。Ⅱ誘導でST上昇が続いている。

設 問

診断を確定させるために必要な検査は何か。（○△×）をつけよ。

1）12 誘導心電図検査
2）経胸壁心エコー検査
3）採血し、CK-MB 分画とトロポニン T の値を測定
4）動脈血ガス分析検査
5）胸部 X 線検査

1）12 誘導心電図検査（○）

心電図が典型的な ST 上昇を呈する症例は 10％程度で、多くは ST 下降型であり、さらに頻脈や不整脈がからんで、必ずしも心筋梗塞にみえない場合があるという難しさもある。とはいえ、心電図は心筋虚血の診断に非常に有用であり、最重要ツールとされている。

2）経胸壁心エコー検査（○）

"ST 上昇型急性心筋梗塞の診療に関するガイドライン（2013 年改訂版）"[5]によると、心エコー検査は局所壁運動異常や左室の収縮能・拡張能の評価のみならず、急性肺血栓塞栓症などの他疾患との鑑別にも有用である。局所壁運動異常による急性心筋梗塞の診断率は 90％を超え、心電図診断が困難な場合にも有用である。しかし、急性心筋梗塞の診断が明らかである患者においては、心エコー施行のためにその後の治療が遅れてはならない。

3）採血し、CK-MB 分画とトロポニン T の値を測定（○）

心筋バイオマーカーである血清クレアチンキナーゼ（CK）のアイソザイム〔クレアチンキナーゼ MB 分画（CK-MB）〕または心筋トロポニンの測定が推奨されている。採血のタイミングによって、発症早期である場合には低値を示すので、最初の測定値が低くても心筋梗塞を除外できない可能性があることも留意しておかなければならない（表4）。

4）動脈血ガス分析検査（○）

本症例では、臨床経過から肺塞栓症も疑うことができる。動脈血ガス分析検査で、低酸素および Pa_{CO_2} と Et_{CO_2} との乖離を認めた場合は、肺塞栓症が強く疑われる。鑑別診断や患者の状態を把握するために、

表4 発症からの経過時間別にみた各心筋バイオマーカーの診断精度

	<2時間	2〜4時間	4〜6時間	6〜12時間	12〜24時間	24〜72時間	>72時間
ミオグロビン*	○	○	○	○	○	△	×
心臓型脂肪酸結合タンパク(H-FABP)*	○	○	○	○	○	△	×
心筋トロポニンI, T*	×	△	◎	◎	◎	◎	◎
高感度心筋トロポニンI, T	◎	◎	◎	◎	◎	◎	◎
CK-MB	×	△	○	◎	◎	○	×
CK	×	×	△	○	◎	△	×

◎:感度,特異度ともに高く診断に有用である.○:感度は高いが,特異度に限界がある.△:感度,特異度ともに限界がある.×:診断に有用でない.
*:全血迅速診断が可能である.
〔2012年度合同研究班(日本循環器学会,日本冠疾患学会,日本救急医学会ほか).ST上昇型急性心筋梗塞の診療に関するガイドライン(2013年改訂版)http://www.j-circ.or.jp/guideline/pdf/JCS2013_kimura_h.pdf(2016年6月閲覧)より引用〕

重要な検査である。

5)胸部X線検査(○)

急性心筋梗塞が発症している場合、心陰影の拡大、肺野の透過性低下を認める。肺野の透過性の亢進(肺血管陰影の消失)が認められた場合は、肺塞栓症が疑われる。しかし、急性心筋梗塞の診断が明らかである患者においては、胸部X線写真を撮影するために、その後の治療が遅れてはならない。

周術期心筋梗塞が疑われた場合には、迅速な確定診断が求められる。手術室という限られた空間ではあるが、12誘導心電図検査、経胸壁心エコー検査、血液検査(CK-MB分画とトロポニンTの測定)、動脈血ガス分析検査、胸部X線検査はすぐに行うことができ、有用である。しかし、急性心筋梗塞の診断が明らかである患者においては、検査のためにその後の治療が遅れてはならない(図3)。

必要な検査をできるだけ迅速に行うが、急性心筋梗塞の診断が明らかである患者においては、検査のためにその後の治療が遅れてはならない!

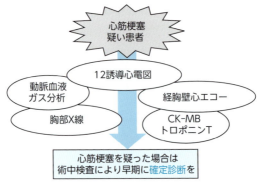

図3 心筋梗塞疑い患者の術中検査

症例経過 4

　麻酔科後期研修医1名、初期研修医1名、看護師2名、臨床工学技士1名が駆けつけ、12誘導心電図検査、経胸壁心エコー検査、血液検査（CK-MB分画とトロポニンT）、動脈血ガス分析検査の施行を指示した。心電図上、1度房室ブロックと、Ⅱ、Ⅲ、aV_FでST上昇、右側胸部誘導でV_{4R}のST上昇を認めた。経胸壁心エコー検査では、下壁の壁運動低下を認めた。CK-MB分画高値、トロポニンT陽性であり、動脈血ガス分析検査の結果 PaO_2 530 mmHg、$PaCO_2$ 44 mmHg（$EtCO_2$ 40 mmHg）であった。以上の所見より右冠動脈の心筋梗塞と診断した。

設問

今後の治療方針は何か。（○△×）をつけよ。
1）複数の静脈路を確保し、大量の輸液負荷を行う
2）ドパミン、ドブタミン、ノルアドレナリンなどの循環作動薬を投与する
3）大動脈内バルーンパンピング（IABP）を留置する
4）房室ブロックに対して、ペースメーカを考慮する
5）ニトログリセリンを投与する

 1）複数の静脈路を確保し、大量の輸液負荷を行う（△）
　　前負荷は必要であるが、大量輸液によって右室の機能と回復をさら

に損なうおそれがある。やみくもにではなく、初回1〜2Lの輸液、その後250〜500mLのボーラス投与を目安として、最適な前負荷を達成するべく、臨床所見とバイタルサインをみながら輸液投与を行うべきである。スワン・ガンツカテーテルによる心係数（CI）、肺動脈楔入圧（PCWP）の評価や動脈圧心拍出量モニターによるCI、1回拍出量変化（SVV）による評価は有用である。

2）ドパミン、ドブタミン、ノルアドレナリンなどの循環作動薬を投与する（○）

本症例のようにショック状態においては、低血圧を是正し、心収縮力を増加させ、血管収縮によって脳や腎臓などの重要臓器の灌流圧を上昇させる効果が期待できるため有効な治療であるが、選択する薬物によっては心筋酸素消費のバランスを崩す可能性もあるため、十分注意して薬物を選択する必要がある。

3）大動脈内バルーンパンピング（IABP）を留置する（○）

急速輸液に反応しない場合や循環動態が正常に維持できない場合には、心機能補助として有用である。冠動脈血流量が増加し、心筋への酸素供給量を増加させることができる。

4）房室ブロックに対して、ペースメーカを考慮する（○）

右冠動脈閉塞の症状として、房室ブロックが挙げられる。現時点でそれほど徐脈が認められていなくても、徐々に進行する可能性があるため、必要に応じてペースメーカを使用する。

5）ニトログリセリンを投与する（×）

心筋梗塞患者に、硝酸薬をルーチンに静注、経口投与、局所投与することを支持する決定的なエビデンスはない。循環血液量減少、低血圧の徴候のある患者には有用ではない。

治療の目的は、心筋酸素消費量の低下と、心筋への酸素供給量の増加である。IABPを使用できる状況にあるのであれば考慮し、循環作動薬を用いて心機能を補助する。心拍出量を保つため、輸液やペースメーカの使用により、適切な前負荷と心拍数を維持することも必要である。本症例では、低血圧徴候があるため、硝酸薬を使用することは有用ではないといえる（図4、5）。

```
目的　心筋酸素消費量を低下させる
　　　心筋に酸素を届ける

・IABP（大動脈内バルーンパンピング）
・昇圧薬（ドパミン，ドブタミン，ノルアドレナリン）
・初回 1〜2 L の輸液．その後 250〜500 mL のボーラス投与
　（高い圧と大量輸液は右室の機能と回復をさらに損なう可能性がある．最適な前
　負荷を達成できるよう，臨床所見とバイタルサインをみながら輸液投与を行う）
・ペースメーカ（房室ブロックに対し）
・前負荷を軽減する治療（硝酸薬，モルヒネ，利尿薬，ACEI）は避けるべき

　ニトログリセリンについて
　心筋梗塞患者に硝酸薬をルーチーンに静注，経口投与，局所投与することを支持
　する決定的なエビデンスはない．循環血液減少，低血圧の徴候のある患者には有
　用でない．
```

図4　右冠動脈閉塞による下壁心筋梗塞の治療

```
目的　心筋酸素消費量を低下させる
　　　心筋に酸素を届ける

・低拍出量の治療
　　ノルアドレナリン（収縮期血圧 70 mmHg 以下でショックの症状がある）
　　ドパミン（収縮期血圧 70〜100 mmHg でショックの症状がある）
　　ドブタミン（収縮期血圧 70〜100 mmHg でショックの症状がない）
・急性肺水腫の治療
　　収縮期 100 mmHg 以上が維持できるのであれば，硝酸薬，モルヒネ，利尿薬の投与
・IABP（大動脈内バルーンパンピング）
・循環血液量減少があれば補正
・β遮断薬

　ニトログリセリンについて
　心筋梗塞患者に硝酸薬をルーチーンに静注，経口投与，局所投与することを支持する決
　定的なエビデンスはない．循環血液減少，低血圧の徴候のある患者には有用でない．
```

図5　左冠動脈閉塞による心筋梗塞の治療（参考資料）

心筋梗塞発症時、循環血液量減少や低血圧の徴候のある患者に硝酸薬の使用は有用でない！

症例経過 5

　駆けつけた麻酔科後期研修医が動脈穿刺を行い、看護師が体外式連続心拍出量測定用センサー（FloTrac Sensor™：エドワーズライフサイエンス）の準備を行った。薬剤師に昇圧薬の準備を指示し、ノルアドレナリン 0.2 mcg/kg/min の投与を開始するとともに、臨床工学技士に大動脈内バルーンパンピング（IABP）の使用の可能性があることを伝え、機材の持ち込みを依頼した。観血的動脈圧、心拍出量をモニターしながら輸液を行ったところ、徐々に血圧は上昇し、心拍数 80 beats/min、観血的動脈圧 96/55（67）mmHg、CI 1.7 L/min/m^2、SVV 10% となった。

設　問

この後必要となる処置および治療は何か。（○△×）をつけよ。
1）CCU に入室する
2）循環器内科に紹介する
3）冠動脈造影検査を行う
4）抗凝固療法を行う
5）β遮断薬を投与する

 1）CCU に入室する（○）
　さらに高度な治療と管理を行うため、CCU あるい ICU に入室する必要がある。
2）循環器内科に紹介する（○）
　経皮的冠動脈インターベンション（PCI）を早期に行うためには、心筋梗塞を疑った段階で、循環器内科に連絡を行う必要がある。
3）冠動脈造影検査を行う（○）
　診断と治療をかねた冠動脈造影検査を行う。必要であれば PCI も行うことができる。ST 上昇型心筋梗塞では、再灌流療法として血栓溶解

療法を選択した場合には患者到着後 30 分以内に血栓溶解薬の投与、PCI を選択した場合には first medical contact から 90 分以内に初回バルーンを拡張することが目標とされている。

4) 抗凝固療法を行う（△）

再灌流治療の補助療法として、未分画ヘパリンを PCI 治療患者にアスピリンと併用して使用する (Class I)、および血栓溶解療法と併用して使用する (Class II a) ことが推奨されている[5]。低分子ヘパリンは、未分画ヘパリンよりも再灌流率の上昇、再梗塞や死亡率の低下が認められ、出血性合併症のリスクも増加しないことが報告されているが、日本では急性冠症候群患者、PCI 時の低分子ヘパリンの使用は未認可である。また、周術期における抗凝固療法については、手術部位の出血も考慮したうえで行う必要がある。

5) β遮断薬を投与する（△）

ST 上昇型心筋梗塞の発症後数時間以内にβ遮断薬を投与すると、心拍数、血圧、心筋収縮性が減少し、心筋酸素需要が低下する。このような機序により、発症直後にβ遮断薬の投与を開始することは、梗塞サイズを縮小させ、慢性期の合併症および再梗塞の発生率を減少させると考えられるが、循環動態が不安定な患者では、早期に積極的に投与すると有害となりうるため、投与しないとされている。安易に投与を開始してはいけないが、全身状態や循環動態から総合的に判断し、考慮してもよい。

 ST 上昇型心筋梗塞の診断が確定したら、患者の状態を安定化させ、できるだけ早く循環器内科に患者を渡そう！

本症例のポイント

　ST上昇型急性心筋梗塞において最も重要なことは、発症から再灌流までの総虚血時間をいかに短くするかである。再灌流治療としては、血栓溶解療法とPCIが挙げられるが、いずれの治療法においてもできるだけ早期に再灌流を得ることが予後を改善する。術中に心筋梗塞が発症した場合、麻酔科医の仕事は「治療を行うこと」ではなく、「患者の状態を安定化させ、診断を確定し、できるだけ早く循環器科に患者を渡すこと」である。迅速な判断力そして行動力が、患者の救命および予後の改善につながる。

【文　献】

1) 2012-2013年度合同研究班（日本循環器学会，日本冠疾患学会，日本胸部外科学会ほか）．非心臓手術における合併心疾患の評価と管理に関するガイドライン（2014年改訂版）．http://www.j-circ.or.jp/guideline/pdf/JCS2014_kyo_h.pdf（2016年6月閲覧）
2) Fleisher LA, Beckman JA, Brown KA, et al. ACC/AHA 2007 guidelines on perioperative cardiovascular evaluation and care for noncardiac surgery. Circulation 2007；116：e418-99.
3) Poldermans D, Bax JJ, Boersma E, et al. Guidelines for pre-operative cardiac risk assessment and perioperative cardiac management in non-cardiac surgery. Eur Heart J 2009；30：2769-812.
4) Lee TH, Marcantonio ER, Mangione CM, et al. Derivation and prospective validation of a simple index for prediction of cardiac risk of major noncardiac surgery. Circulation 1999；100：1043-9.
5) 2012年度合同研究班（日本循環器学会，日本冠疾患学会，日本救急医学会ほか）．ST上昇型急性心筋梗塞の診療に関するガイドライン（2013年改訂版）http://www.j-circ.or.jp/guideline/pdf/JCS2013_kimura_h.pdf（2016年6月閲覧）

〈江尻　加名子、羽場　政法〉

症例 8

Key Words
肺血栓塞栓症
深部静脈血栓症
無脈性電気活動

症例経過 1

　45歳、男性、身長168 cm、体重105 kg。バイク運転中に単独事故を起こし救急搬送された。精査の結果、右大腿骨骨幹部骨折を認め直達牽引にて管理されている。受傷5日後に骨折観血的整復術が予定された。既往歴、内服薬、家族歴に特記すべき事項はない。これまでに静脈血栓塞栓症の既往歴はなかった。胸部X線検査では心拡大はなく、両側肺血管陰影の増強も認めなかった。呼吸機能検査は正常で、心電図は洞調律、左室肥大などの異常所見は認めなかった。血液検査では中性脂肪200 mg/dLと高値を認める以外に、FDP 595 mg/dL（正常400以下）、Dダイマー1.8 mcg/mL（正常0.5以下）であった。

設問

静脈血栓塞栓症のリスク評価で考えられることは何か。（○△×）をつけよ。

1) "肺血栓塞栓症および深部静脈血栓症の診断、治療、予防に関するガイドライン（2009年改訂版）"ではリスクレベルを4段階に分類している
2) 大腿骨骨幹部骨折に対する手術は高リスクである
3) 「総合的なリスクレベル」は予防の対象となる術式や疾患のリスクのみで決定する
4) 静脈血栓塞栓症の既往について問診を行う
5) この患者の肥満指数（BMI）は高リスクである
6) 院内の深部静脈血栓症（DVT）スクリーニングプロトコルを確認する

1)"肺血栓塞栓症および深部静脈血栓症の診断、治療、予防に関するガイドライン(2009年改訂版)"ではリスクレベルを4段階に分類している(○)

"肺血栓塞栓症および深部静脈血栓症の診断、治療、予防に関するガイドライン(2009年改訂版)"[1]では静脈血栓症のリスクを、年齢、術式、危険因子の有無などにより、低リスク、中リスク、高リスク、最高リスクの4段階に分類している。

2)大腿骨骨幹部骨折に対する手術は高リスクである(○)

術式によりリスクは異なる。上肢手術は低リスク、脊椎手術・下肢手術は中リスク、人工股関節置換術・人工膝関節置換術・股関節骨折手術・大腿骨骨幹部骨折は高リスクと分類されている(表1)。

3)「総合的なリスクレベル」は予防の対象となる術式や疾患のリスクのみで決定する(×)

静脈血栓症のリスクレベルは、予防の対象となる術式や疾患のリスクからだけでは決定しない。リスクを高める付加的な危険因子(表2)を有する場合には、それらを加味したうえで「総合的なリスクレベル」を決定する。強い付加的な危険因子をもつ場合にはリスクレベルを1段階上げるべきであり、弱い付加的な危険因子の場合でも複数個重なればリスクレベルを上げることを考慮する。

4)静脈血栓塞栓症の既往について問診を行う(○)

高リスクの手術を受ける患者で静脈血栓塞栓症の既往がある場合は最高リスクになるため、重要な問診事項である。

現病歴では、急性発症した腫脹や疼痛、色調変化について確認する。既往歴では、DVT、肺血栓塞栓症(PE)、脳血管障害、脊髄損傷の有無などについて確認する。家族歴では、血栓性素因を示唆する若年性、あるいは多発性や再発性の静脈血栓症を確認する。生活歴では、止血薬、女性ホルモン薬、ステロイドなどの血栓傾向を誘発する薬物の継続的服用を確認する

5)この患者の肥満指数(BMI)は高リスクである(×)

本症例のBMIは37.2であり「肥満」である。「肥満」単独でリスク分類をしない。「肥満」は弱い付加的な危険因子である(表2)。

表1　各領域の静脈血栓塞栓症のリスクの階層化

リスクレベル	一般外科・泌尿器科・婦人科手術	整形外科手術	産科領域
低リスク	60歳未満の非大手術 40歳未満の大手術	上肢の手術	正常分娩
中リスク	60歳以上，あるいは危険因子のある非大手術 40歳以上，あるいは危険因子がある大手術	腸骨からの採骨や下肢からの神経や皮膚の採取を伴う上肢手術 脊椎手術 脊椎・脊髄損傷 下肢手術 大腿骨遠位部以下の単独外傷	帝王切開術（高リスク以外）
高リスク	40歳以上のがんの大手術	人工股関節置換術・人工膝関節置換術・股関節骨折手術（大腿骨骨幹部を含む） 骨盤骨切り術（キアリ骨盤骨切り術や寛骨臼回転骨切り術など） 下肢手術に静脈血栓塞栓症の付加的な危険因子が合併する場合 下肢悪性腫瘍手術 重度外傷（多発外傷）・骨盤骨折	高齢肥満妊婦の帝王切開術 静脈血栓塞栓症の既往あるいは血栓性素因の経腟分娩
最高リスク	静脈血栓塞栓症の既往あるいは血栓性素因のある大手術	「高リスク」の手術を受ける患者に静脈血栓塞栓症の既往あるいは血栓性素因の存在がある場合	静脈血栓塞栓症の既往あるいは血栓性素因の帝王切開術

総合的なリスクレベルは，予防の対象となる処置や疾患のリスクに，付加的な危険因子を加味して決定される．例えば，強い付加的な危険因子をもつ場合にはリスクレベルを1段階上げるべきであり，弱い付加的な危険因子の場合でも複数個重なればリスクレベルを上げることを考慮する．
リスクを高める付加的な危険因子：血栓性素因，静脈血栓塞栓症の既往，悪性疾患，がん化学療法，重症感染症，中心静脈カテーテル留置，長期臥床，下肢麻痺，下肢ギプス固定，ホルモン療法，肥満，静脈瘤など．（血栓性素因：主にアンチトロンビン欠乏症，プロテインC欠乏症，プロテインS欠乏症，抗リン脂質抗体症候群を示す）
大手術の厳密な定義はないが，すべての腹部手術あるいはその他の45分以上要する手術を大手術の基本とし，麻酔法，出血量，輸血量，手術時間などを参考として総合的に評価する．
〔2008年度合同研究班（日本循環器学会，日本医学放射線学会，日本胸部外科学会ほか）．肺血栓塞栓症および深部静脈血栓症の診断，治療，予防に関するガイドライン（2009年改訂版）．http://www.j-circ.or.jp/guideline/pdf/JCS2009_andoh_h.pdf（2016年6月閲覧）より引用〕

6）院内の深部静脈血栓症（DVT）スクリーニングプロトコルを確認する（○）

　静脈血栓塞栓症のリスクが高い患者は、院内のDVTスクリーニングプロトコルに従って検索、対処すべきである。院内にDVTスクリーニングプロトコルが存在しない場合には、プロトコルを作成すべきである。

表2 静脈血栓塞栓症の付加的な危険因子の強度

危険因子の強度	危険因子
弱い	肥満 エストロゲン治療 下肢静脈瘤
中等度	高齢 長期臥床 うっ血性心不全 呼吸不全 悪性疾患 中心静脈カテーテル留置 がん化学療法 重症感染症
強い	静脈血栓塞栓症の既往 血栓性素因 下肢麻痺 ギプスによる下肢固定

血栓性素因：アンチトロンビン欠乏症, プロテインC欠乏症, プロテインS欠乏症, 抗リン脂質抗体症候群など
〔2008年度合同研究班（日本循環器学会, 日本医学放射線学会, 日本胸部外科学会ほか）. 肺血栓塞栓症および深部静脈血栓症の診断, 治療, 予防に関するガイドライン（2009年改訂版）. http://www.j-circ.or.jp/guideline/pdf/JCS2009_andoh_h.pdf（2016年6月閲覧）より引用〕

静脈血栓塞栓症とは、PEとDVTを併せた疾患概念である。
　PEの死亡率は高く、PEの原因であるDVTを術前から診断し、適切に予防することが麻酔科医には求められる。DVTを診断するためには、まずDVTを発症するリスクが高い患者を適切にスクリーニングすることが重要である。DVTをスクリーニングするプロトコルが院内で整備されている施設も増えてきており、自分が所属している施設のプロトコルについて確認すべきである。

周術期の肺血栓塞栓症（PE）を予防するためには、静脈血栓塞栓症のリスクレベルを評価できるようになろう！

症例経過 2

患者は、大腿骨骨幹部骨折に対する手術が予定されていること、また、付加的な危険因子はないことから静脈血栓塞栓症の総合的なリスクレベルは高リスクと評価された。

■■■ 設　問 ■■■

静脈血栓塞栓症の高リスクの患者に、行うべき検査は何か。(○△×)をつけよ。
1）経胸壁心エコー検査
2）下肢静脈エコー検査
3）造影 CT 検査
4）静脈造影検査

1）経胸壁心エコー検査（×）
　PE の確定診断に経胸壁心エコー検査は有用であるが、DVT の確定診断には有用ではない。

2）下肢静脈エコー検査（○）
　大腿静脈から膝窩静脈までの静脈血栓を検索することができる。非侵襲的かつ安価な検査である。

3）造影 CT 検査（○）
　造影 CT 検査は低侵襲ではないが、肺動脈と腹部・下肢静脈の検査が一度に可能なことから、施行される頻度は増加している。静脈血栓塞栓症のリスクが高い患者では、腎機能良好かつ造影剤禁忌（喘息、造影剤アレルギー）でなければ造影 CT の実施を考慮すべきである。

4）静脈造影検査（△）
　最も信頼性の高い DVT の確定診断の検査であるが、侵襲性が高いことから、他の画像検査で診断できない場合に適応となる。

　高リスク患者では DVT を疑い検索する必要性がある。DVT の診断アルゴリズム（図 1）において、確定診断するためには画像検査を実施する。四肢では迅速に実施できる非侵襲的な静脈エコー検査が第一選択となるが、腹部や胸部まで進展した DVT は、静脈エコーによる検出精度が高くないことから、造影 CT 検査、時には磁気共鳴静脈造

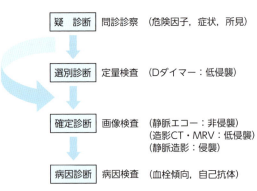

図 1　深部静脈血栓症の診断アルゴリズム
〔2008年度合同研究班（日本循環器学会，日本医学放射線学会，日本胸部外科学会ほか）．肺血栓塞栓症および深部静脈血栓症の診断，治療，予防に関するガイドライン（2009年改訂版）．http://www.j-circ.or.jp/guideline/pdf/JCS2009_andoh_h.pdf（2016年6月閲覧）より引用〕

影（MRV）検査を選択する。これらの低侵襲検査により確定診断できない場合には、侵襲的な静脈造影検査を選択する。

 深部静脈血栓症（DVT）の診断にはまず問診・診察で疑診断をつけ、画像検査による確定診断を実施する！

症例経過 3

　下肢静脈エコー検査を実施したところ、右ヒラメ筋内静脈に限局する固定性の血栓が見つかった。静脈は非圧縮所見を認め、血流が確認できなかった。造影CT検査では腹部・骨盤内の静脈や肺動脈に血栓を確認できなかった。

■■■ 設　問 ■■■

この時点での対応は何か。（○△×）をつけよ。
1）血栓溶解療法を行う
2）カテーテル血栓溶解療法を行う
3）未分画ヘパリンの投与を開始する

4）弾性ストッキングを着用するよう指示する
5）非永久留置型下大静脈フィルターを留置する

1）血栓溶解療法を行う（×）

　PEを予防するためには、可能であれば静脈血栓を溶解してから手術に臨むことが望ましい。しかし、大腿骨骨幹部骨折の場合、整復固定せずに血栓溶解療法を行うことは出血を助長するため一般的には行わない。

2）カテーテル血栓溶解療法を行う（×）

　カテーテル治療は、外科的血栓摘除と比較すると近年実施される頻度は増加している。しかし、周術期には出血のリスクが高いため血栓溶解薬を用いた治療を行うことは難しいと考えられる。

3）未分画ヘパリンの投与を開始する（△）

　血栓の進展やPEの発症を予防する目的において、未分画ヘパリンを投与することは有効である。ただし、本症例のように骨折患者の場合、ヘパリン投与により出血のコントロールが難しくなる可能性がある。周術期のヘパリン投与についてガイドラインには明確な指針が記載されていないのが現状である。

4）弾性ストッキングを着用するよう指示する（△）

　外科的血栓摘除術を行わないDVT急性期に弾性ストッキングを使用すると、圧迫により血栓を遊離させPEのリスクが生じる危惧がある[1]。現時点で、理学療法の是非に対して結論は出ていないが、ストッキングを着用した場合には注意深く観察することが重要である。

5）非永久留置型下大静脈フィルターを留置する（△）

　PEの予防における非永久型下大静脈フィルターの独立した適応は確立されていない。"肺血栓塞栓症および深部静脈血栓症の診断、治療、予防に関するガイドライン（2009年改訂版）"では、永久留置型下大静脈フィルターの適応のClass IおよびClass II aで数週間急性肺血栓塞栓症が予防できればよい病態が、非永久型下大静脈フィルターの適応（Class II a）とされている。現時点では、「下大静脈フィルターの適応や有効性については十分に実証されたものとは言い難い」とガイドラインに記載されており、本症例における非永久留置型下大静脈

表3　リスクレベルに応じて推奨される予防法

リスクレベル	推奨される予防法
低リスク	早期離床および積極的な運動
中リスク	弾性ストッキング あるいは間歇的空気圧迫法
高リスク	間歇的空気圧迫法 あるいは抗凝固療法*
最高リスク	(抗凝固療法*と間歇的空気圧迫法の併用) あるいは (抗凝固療法*と弾性ストッキングの併用)

＊：整形外科手術および腹部手術施行患者では，エノキサパリン，フォンダパリヌクス，あるいは低用量未分画ヘパリンを使用．その他の患者では，低用量未分画ヘパリンを使用．最高リスクにおいては，必要ならば，用量調節未分画ヘパリン（単独），用量調節ワルファリン（単独）を選択する．
エノキサパリン使用法：2,000 単位を 1 日 2 回皮下注，術後 24 時間経過後投与開始（参考：我が国では 15 日間以上投与した場合の有効性・安全性は検討されていない）．
フォンダパリヌクス使用法：2.5 mg（腎機能低下例は 1.5 mg）を 1 日 1 回皮下注，術後 24 時間経過後投与開始（参考：我が国では，整形外科手術では 15 日間以上，腹部手術では 9 日間以上投与した場合の有効性・安全性は検討されていない）．
〔2008 年度合同研究班（日本循環器学会，日本医学放射線学会，日本胸部外科学会ほか）．肺血栓塞栓症および深部静脈血栓症の診断，治療，予防に関するガイドライン（2009 年改訂版）．http://www.j-circ.or.jp/guideline/pdf/JCS2009_andoh_h.pdf（2016 年 6 月閲覧）より引用〕

フィルターの留置については議論が分かれるところである。

　周術期に DVT を発症する危険性が高い患者には、リスクレベルに応じて DVT の予防手段を講じることは重要である（表 3）。そして、術前スクリーニングで DVT と診断された患者に対しては、PE の予防手段を講じる必要性がある。しかし予防に関して日本におけるエビデンスが乏しく、ガイドラインでは、薬物的予防法より、理学的予防法が推奨されている。最高リスクでは抗凝固療法を積極的に推奨しているが、出血リスクが高い場合には理学的予防法のみの施行も考慮することと明記されている。

伝えたい一言 ガイドラインを参考に、個々の症例に対応する必要がある！
対応については慎重に適応を決定したうえで、インフォームド・コンセントを取得する！

症例経過 4

　手術室入室6時間前までヘパリンを投与した。血中ヘモグロビン値の低下などはみられず術前に明らかな出血を疑う所見はなかった。プロポフォールとレミフェンタニルで全身麻酔を導入し、ロクロニウムで筋弛緩を得たのちに気管挿管をした。セボフルラン、レミフェンタニル、ロクロニウムにて全身麻酔を維持した。手術は順調に進み、骨折部の整復、固定が行われた。出血量は320 mLであった。術野で閉創前の洗浄が行われているとき、突然生体情報モニターのアラームが鳴った。血圧74/42 mmHg、Spo_2 98%、$Etco_2$ 16 mmHgと表示されている。

設問

この時点での対応は何か。（○△×）をつけよ。
1）呼吸回路の確認
2）全身の皮膚の観察
3）呼吸音の確認
4）動脈血ガス分析検査
5）経胸壁心エコー検査

解説
1）呼吸回路の確認（○）
　術中に呼気二酸化炭素濃度低下が認められた場合には、呼吸回路の不具合を確認し除外すべきである。
2）全身の皮膚の観察（○）
　薬物によるアナフィラキシーショックの可能性もある。除外診断するためには体表の観察を行うことが重要である。
3）呼吸音の確認（○）
　片肺換気や緊張性気胸などの肺由来の原因を除外することができる。

表4　急激に血圧低下した場合に鑑別すべき病態

・出血性ショック
・アナフィラキシー
・心筋梗塞
・大動脈解離
・心タンポナーデ
・緊張性気胸
・肺塞栓症

4）動脈血ガス分析検査（○）

動脈血ガス分析はPEの診断において重要である。自発呼吸患者では、低酸素血症、低二酸化炭素血症、呼吸性アルカローシスが特徴的所見である。しかし、人工呼吸中においては呼吸がコントロールされているため、低酸素に伴う自己による過換気が行われず、血液中の二酸化炭素分圧が低下しない場合もある。

5）経胸壁心エコー検査（○）

閉塞血管床が広範な場合には、右室負荷所見が観察される。スクリーニングおよび重症度評価、治療方針決定にも有用である。ただし、確定診断として用いることは難しい。心筋梗塞や大動脈解離、心タンポナーデの除外診断にも有用である。経食道心エコーのほうが肺動脈の観察に優れており有用である。

PEは死亡率が高い疾患であり、早期発見・早期治療が必要である。$Etco_2$の突然の低下からPEが疑われるが、低血圧による$Etco_2$の低下も否定できないことが多い。また、術中に急性のPEを確定診断することができる特異的な検査はない。さまざまな臨床所見や検査の結果を総合して肺塞栓症を疑い、他の病態を除外していくことにより、診断へと近づく（表4）。PEを疑った場合には、積極的に除外診断を行う。

PEの確定診断は難しい！　積極的な除外診断を！

症例経過 5

呼吸回路に異常はなかった。術野では明らかな出血などは認めず、イベント発生直前に新たな薬物や血液製剤は使用していなかった。観察可能な範囲で体表に紅斑を認めず、両側呼吸音は正常に聴取できた。心電図は洞調律、ST変化はなかったがⅡ誘導でP波の先鋭化を認めた。Et_{CO_2}は16〜18 mmHgであったが、動脈血ガス分析検査ではF_{IO_2} 0.5でPa_{O_2} 66 mmHg、Pa_{CO_2} 33 mmHgであった。これらの所見より肺血栓塞栓症（PE）が最も疑われた。血圧は64/36 mmHg、心拍数は96 beats/minである。術野は閉創中である。

設問

この時点で行うべき対応は何か。（○△×）をつけよ。

1) 人を呼ぶ
2) 肺血栓塞栓症（PE）の可能性について術者に伝える
3) 昇圧薬を使用する
4) 輸液負荷を行う
5) 血栓溶解療法を実施する
6) 未分画ヘパリンを投与する
7) 投与酸素濃度を上げる

1) 人を呼ぶ（○）

PEに対応するためにはマンパワーが必要である。麻酔科医や看護師だけではなく、心臓血管外科医、救急医、臨床工学技士にも可能なかぎり集合するよう連絡すべきである。

2) 肺血栓塞栓症（PE）の可能性について術者に伝える（○）

患者が急変したことを術者に伝えるべきである。そして、可能であれば可及的速やかに手術を終了してもらい、さまざまな治療、蘇生行為を実施できるよう備える。

3) 昇圧薬を使用する（○）

PEでは肺血管抵抗が増加し、肺高血圧から右心不全となる。ドブタミンやノルアドレナリンなどの昇圧薬を速やかに使用すべきである。

4）輸液負荷を行う（△）

　右心不全や低血圧に対する第一選択は古典的には輸液負荷であるが、エビデンスがない。右心室への容量負荷が心室相互干渉よって左心室を圧排し、左心拍出量を低下させる可能性についてもガイドラインでは指摘されており、過度な輸液負荷は控えるべきである[2]。

5）血栓溶解療法を実施する（×）

　PEと診断された場合、血栓溶解療法は迅速な血栓溶解作用や血行動態改善作用に非常に優れている。しかし術中は止血困難となる可能性が高く禁忌である。術創部出血が懸念される術直後では、手術内容と全身状態を考慮したうえで、外科的治療を考慮する。

6）未分画ヘパリンを投与する（△）

　未分画ヘパリンは重症度によらず、PEと診断されしだいなるべく早く投与を開始すべきである。また急性肺血栓塞栓症が強く疑われる場合や確定診断までに時間がかかる場合には、疑診断段階でも開始してよい。本症例では、外傷に対する手術中にPEが発症したと考えられるため、術中の出血を考慮すると未分画ヘパリン投与は原則禁忌である。しかし、ガイドライン上では「急性肺血栓塞栓症は原則禁忌の各疾患を基礎として発症することが多く、これらの状態では出血の高リスク群と認識したうえで使用した際に得られる効果と出血の可能性および出血に伴う障害の程度を十分に考慮したうえで本剤を使用するかどうか決定すべきである」とされており、未分画ヘパリンの投与を検討してもよい。

7）投与酸素濃度を上げる（○）

　急性のPEでは低酸素血症が起こる。速やかに投与酸素濃度を上げ、少しでも酸素を全身にとどける必要がある。

　PEは急性の呼吸・循環不全が基本病態である。広範型肺血栓塞栓症においては発症1時間以内の死亡率が極めて高いため、診断作業と対処療法（表5）を同時に進めていく必要がある。病態の進行に伴って対処すべき内容は多岐にわたる。麻酔科医は、起こりうる病態の変化（心停止など）や実施すべき治療の可能性〔経皮的心肺補助（PCPS）の導入、外科的血栓摘除術〕を常に念頭に置き、適切な指示を適切な

表5　肺塞栓症発症時の呼吸循環管理について

呼吸管理	・PaO₂ 60 mmHg 以上となるまで吸入酸素濃度を上げる ・1回換気量は7 mL/kg と低めに設定し胸腔内圧を上昇させない
循環管理	・強心作用と肺動脈拡張作用を有する薬物の使用が望まれる 　　　　心拍出量低下，低血圧例：ノルアドレナリン 　　　　心拍出量低下，正常血圧例：ドパミン，ドブタミン ・容量付加はエビデンスがない ・NO 吸入 ・薬物療法で呼吸循環不全を安定化できない場合，または心肺蘇生困難症例にはPCPS の導入を検討する

タイミングで遂行する能力が求められる。

PE は急性期を適切にコントロールできれば予後は比較的良好であるため、早期に診断して治療にもち込むことが最も重要である！

症例経過 6

麻酔科上級医1名、看護師2名、臨床工学技士1名、他室で手術中であった心臓血管外科医1名が駆けつけた。麻酔科上級医に依頼してドブタミン 10 μg/kg/min、ノルアドレナリン 0.2 μg/kg/min の投与を開始した。心電図波形は洞調律、ST 変化はなかった。観血的動脈圧測定では血圧 35/22 mmHg であった。

設　問

この時点で行うべき対応は何か。（○△×）をつけよ。

1）無脈性電気活動（PEA）を宣言する
2）同期下カルディオバージョンを行う
3）胸骨圧迫を開始する
4）経皮的心肺補助（PCPS）を導入するよう指示する
5）アドレナリンを1 mg 投与する

1）無脈性電気活動（PEA）を宣言する（○）
　　心電図上は規則正しい波形がみられるが、観血的動脈圧が非常に低

```
PEAを宣言・人を集める
    ↓
┌─────────────────────┐
│ 胸骨圧迫の施行         │
│ 胸骨圧迫の質をモニタリング │
│ 薬物投与を考慮         │
│ 高度な気道確保を維持    │
│ SpO₂を参考に酸素濃度の変更│
│ 治療可能な原因を検索    │
│ 除細動器を装着         │
│ 可能であれば動脈ラインを確保│
└─────────────────────┘
```

図2　PEA発症時の対応（全身麻酔中）

い状態からPEAと診断される。より効果的に対処療法や治療を行うためにはチーム全員がPEAであることを認識する必要がある。

2）同期下カルディオバージョンを行う（×）

同期下カルディオバージョンの適応は心室細動（VF）や心室頻拍（VT）である。PEAで実施すべきではない。

3）胸骨圧迫を開始する（○）

PEAであり、胸骨圧迫を開始するべきである。

4）経皮的心肺補助（PCPS）を導入するよう指示する（○）

PEから心肺停止状態に進行した症例、酸素療法や薬物療法では呼吸循環不全を改善できない症例では、速やかにPCPSを導入し、呼吸循環不全を改善させる必要がある。下大静脈内や右房内に血栓が存在する状況でPCPSを導入した場合には、脱血管が血栓で閉塞されてPCPSの継続が不可能になる場合もある。

5）アドレナリンを1mg投与する（○）

PEAに対するアドレナリン使用は1mgを3〜5分おきに投与することが推奨されている[3]。

 周術期管理チームとしてPEなどの病態に対処できるよう日頃から取り組みを！

本症例のポイント

PEは重篤化すればPEAに至る。直前まで実施していたPEに対する対応に、PEAに対する対応（図2）を加える必要がある。

麻酔科医はACLS（二次救命処置）プロバイダーコースの内容について熟知し、蘇生チームのメンバーまたはリーダーとして蘇生を行うことを求められる。またPEの場合は、PCPSの導入や外科的血栓摘除術を実施する場合もありうる。PEに適切かつ迅速に対応するためには多職種が連携して、適宜必要な対応を的確に実施することが求められる。多職種が連携する場面においては、ノンテクニカルスキルの獲得が求められる。周術期管理チームとしての能力を向上するために、麻酔科医は個々のスキルの向上だけでなくチーム全体のスキル（テクニカルスキル、ノンテクニカルスキル）向上に対しても日頃から取り組むことが望ましい。

本執筆を進めるにあたり、ご指導いただいた和歌山県立医科大学麻酔科学教室教授川股知之先生に感謝いたします。

【文　献】

1) 2008年度合同研究班（日本循環器学会，日本医学放射線学会，日本胸部外科学会ほか）．肺血栓塞栓症および深部静脈血栓症の診断，治療，予防に関するガイドライン（2009年改訂版）．http://www.j-circ.or.jp/guideline/pdf/JCS2009_andoh_h.pdf（2016年6月閲覧）
2) McConnell MV, Solomon SD, Rayen ME, et al. Regional right ventricular dysfunction detected by echocardiography in acute pulmonary embolism. Am J Cardiol 1996；78：496-73.
3) American Heart Association. 心停止 治療可能な原因の迅速な同定. ACLS EPマニュアルリソーステキスト. 東京：シナジー；2014. p.101-7.

（谷奥　匡、羽場　政法）

症例 9

Key Words
空気塞栓症
異常低血圧
重度心機能障害

症例経過 1

　76歳、男性、身長155 cm、体重60 kg。5年前から原発性胆汁性肝硬変症で加療中。S7領域の肝細胞がんが見つかり肝亜区域切除術を予定された。術前経胸壁心エコー検査でdiffuse hypokinesis、駆出率（EF）30％と重度心機能障害を認めた。薬物負荷心筋シンチグラムで後下壁の陳旧性心筋梗塞と診断されたが、血行再建による心機能の改善が見込めないため、心疾患に対する介入はせず肝切除術を予定どおり施行することとなった。

設　問

本症例患者の術中モニタリングとして適切なものは何か。（○△×）をつけよ。

1）観血的動脈圧（ABP）測定
2）体外式連続心拍出量測定用センサー（FloTrac Sensor™：エドワーズライフサイエンス）使用
3）中心静脈圧（CVP）測定
4）肺動脈圧（PAP）測定
5）経食道心エコー（TEE）使用

1）観血的動脈圧（ABP）測定（○）
　患者重症度、手術侵襲の大きさを考慮すれば、必須のモニタリングである。

2）体外式連続心拍出量測定用センサー（FloTrac Sensor™：エドワーズライフサイエンス）使用（○）
　観血的動脈圧測定から一歩進んだ位置づけのモニター。動脈圧波形から心拍出量（APCO）、Stroke Volume Variation（SVV）などを算出する。高リスク患者の術後合併症を減らしうるとの報告がある[1]。

重症心疾患を合併する本症例には有用と考える。

3）中心静脈圧（CVP）測定（○）

輸液反応性の指標としては有用ではないが[2]、本症例は周術期に血管作動薬を必要とする可能性が高いため、薬物投与ルートとして中心静脈カテーテルを挿入することは適切である。

4）肺動脈圧（PAP）測定（△）

高リスク患者の非心臓手術において、肺動脈圧モニタリングは予後を改善しなかったとされている[3]。本症例において肺動脈カテーテルの使用を支持する根拠は乏しい。

5）経食道心エコー（TEE）使用（○）

侵襲的モニターではあるが2010年改定の"米国麻酔科学会（ASA）/米国心臓血管麻酔学会（SCA）共同ガイドライン"は、非心臓手術であっても術中に血行動態が不安定となる場合はその使用を推奨している[4]。

麻酔法、術中モニタリング、確保する静脈路の数・種類の決定に際しては、手術侵襲、術者の技量などの手術因子に加えて、患者の併存疾患の重症度を十分考慮する必要がある。肝切除術であっても、優れた技量の術者で、術中出血量が500 mL以内、手術時間3時間程度、患者に重大な合併症がなければ、特別なモニタリングは不要で、静脈路1本で安全に手術を完遂できるだろう。しかし多くの場合、肝切除術には大量出血のリスクがあり、長時間手術となる場合もある。高齢化に伴い患者の併存疾患も多様化しているため、慎重に麻酔計画を立てる必要がある。

麻酔計画の立案には、手術因子・患者因子の2つを考慮する！（図1）

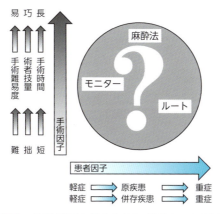

図1 麻酔計画立案のために考慮すべき因子

症例経過 2

麻酔は全身麻酔と硬膜外麻酔を併用することとした。標準モニタリングのほか、観血的動脈圧（ABP）、動脈圧心拍出量（APCO）、中心静脈圧（CVP）をモニタリングすることとし、経食道心エコー（TEE）も使用することとした。

レミフェンタニル 0.3 μg/kg/min、ミダゾラム 3 mg、ロクロニウム 60 mg で麻酔導入した。循環動態の急激な変動を避けるため術中は硬膜外麻酔を使用せず、デスフルラン呼気終末濃度 4% とレミフェンタニルを適宜増減することで麻酔を維持した。

手術開始後、肝門部の脈管処理中、門脈を露出している際に突然大出血を来し、血圧、Spo_2、$Etco_2$ が低下した。

設 問

フェニレフリン 0.1 mg を数回静脈内投与するも低血圧が遷延した（図2）。ただちにとるべき行動は何か。（○△×）をつけよ。

1) 麻酔科上級医を呼ぶ
2) 異常低血圧であると外科医に伝える
3) 輸液負荷を行う
4) ノルアドレナリン 10〜20 μg を静脈内投与する
5) 血液ガス分析検査を行う

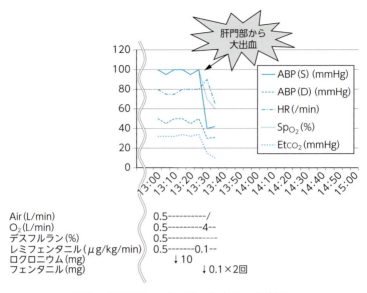

図2 症例経過2（設問）：急変時の麻酔経過

1）麻酔科上級医を呼ぶ（○）
　フェニレフリンに反応しないショックの遷延は緊急事態である。その原因が明らか否かによらず、人を呼ぶことが第一である。
2）異常低血圧であると外科医に伝える（○）
　突然のバイタルサインの変化は手術操作に起因することもあるため、ただちに外科医に伝えるべきである。
3）輸液負荷を行う（○）
　本症例は心予備能があまりないことが気になるが、急な出血に伴う低血圧を是正するために、まず行うべき行動である。
4）ノルアドレナリン10〜20μgを静脈内投与する（○）
　速やかに血圧を回復させるため、フェニレフリンよりも強力な昇圧薬の投与は適切である。
5）血液ガス分析検査を行う（△）
　ショックに伴う酸塩基平衡の評価には不可欠であるが、ただちに行う必要性は低い。

昇圧薬に反応しない、いわゆる「異常低血圧」は緊急事態である。危機的状況に陥った際、最も重要なことは情報の共有である。情報を自分1人で抱え込まず、麻酔科上級医や外科医、手術室看護師、臨床工学技士などと共有して、危機的状況からの脱却を図る必要がある。異常低血圧は、根本原因の探索と並行して、速やかな血圧回復が求められる。低血圧が遷延すると脳虚血や心停止に至るおそれがある。ノルアドレナリン、アドレナリン、バソプレシンのような強力な血管収縮薬や、輸液負荷によって対処する。原因究明は、一時的でもショック状態から脱している間に行うべきである。

 危機的状況、助けを呼び、危機からの素早い脱却を！

設問

急なバイタルサイン変化の鑑別診断として、適切なものは何か。（○△×）をつけよ。

　1）不適切な麻酔深度
　2）循環血液量減少性ショック
　3）アナフィラキシーショック
　4）心原性ショック
　5）心外閉塞性ショック

 1）不適切な麻酔深度（×）
　バイタルサイン変化の前に、循環抑制作用を有する薬物は投与していないため、低血圧の原因としては考えにくい。
2）循環血液量減少性ショック（○）
　急な出血後の低血圧のため、可能性の高い原因の一つである。
3）アナフィラキシーショック（△）
　積極的に疑う所見は乏しいが、周術期はさまざまな薬物が投与されるため、アナフィラキシーショックの可能性は常に念頭に置く必要がある。

4）心原性ショック（○）

　術前から冠動脈疾患があり、急激な出血を契機に冠血流が減少し急性冠症候群を来した可能性は否定できない。

5）心外閉塞性ショック（○）

　緊張性気胸の可能性は低いと思われるが、肺動脈主幹部の肺塞栓症、心タンポナーデなどを鑑別すべきである。

　術中異常低血圧の鑑別は、通常上記設問の5つの選択肢を考える。時間的余裕は少なく、可能性の高いものから考えるのは当然である。一方、先入観をもたず可能性の低いものも完全に否定されるまでは順位の下位にとどめておくことも重要である。実際、著しい低血圧に際してアナフィラキシーショックの可能性を考えずに痛い目に遭った読者は少なくないだろう。

ショックの鑑別診断、迅速性も大事だが決めつけは禁物！

症例経過 3

　血液ガス分析検査を行った。$Etco_2$ 10 mmHg、$Paco_2$ 55 mmHg と大きく乖離しており、TEE で肺動脈主幹部に大量の空気を認めたため、空気塞栓症による異常低血圧と診断した。

■■■ 設　問 ■■■

空気塞栓症の対応として適切なものは何か。（○△×）をつけよ。

1）手術野を生理食塩液で満たす
2）手術台の頭側を挙上、左側にローテートする
3）中心静脈カテーテルから空気を吸引する
4）呼気終末陽圧（PEEP）と輸液負荷によって中心静脈圧を 10～15 mmHg に保つ
5）アドレナリン 10～20 μg を静脈内投与する

1）手術野を生理食塩液で満たす（○）

　空気のさらなる流入を防ぐために必要である。

2）手術台の頭側を挙上、左側にローテートする（○）

　手術野を心臓より低い位置にして、空気の流入を防止する。しかし本症例では頭側挙上により下半身からの静脈還流量が減少するおそれもあるため、体位変換は慎重に行う。手術台を左側が下になるようローテートすることで右室流出路のエアーブロックを回避する。

3）中心静脈カテーテルから空気を吸引する（○）

　先端を右心房に置いたカテーテルから、流入した空気を最大50％吸引できるといわれている[5]。空気吸引用多孔式カテーテルの先端は、上大静脈と右心房の境界から2cm尾側に位置するのがよい[6]。通常、中心静脈カテーテル先端は気管分岐部より頭側にあるが[7]、空気塞栓を疑った場合、吸引を試みる価値はある。

4）呼気終末陽圧（PEEP）と輸液負荷によって中心静脈圧を10～15 mmHgに保つ（○）

　PEEP、輸液負荷ともに右房圧を上昇させ手術野と右心の圧較差を減らす。心機能が許容できるなら、さらなる空気の流入を防ぐには合理的である。肝切除時では、出血量を減らすために輸液量を制限しPEEPをかけないのが一般的である。空気塞栓時の対処はこの管理方針と相反するので、リスクとベネフィットを術者と相談すべきである。

5）アドレナリン10～20μgを静脈内投与する（○）

　アドレナリンは空気塞栓症の救命に選択される薬物である。

　空気塞栓症の各種診断法を図3に示す。感度が高いものには経食道心エコーや前胸部ドプラーがあり、それぞれ0.02 mL/kg、0.05 mL/kg程度の小さな気泡も見つけることができる[8,9]。しかしどちらも決して敷居の低い診断法とは言い難いため、空気塞栓症のリスクが低い手術の際にあらかじめ用意しておくことは難しい。そのため発症リスクの低い手術の際に診断への足がかりとなるのは、$Etco_2$の注意深い観察である。$Etco_2$のモニタリングは手術麻酔に頻用されているが、その感度は肺動脈圧測定に匹敵し、その持続的低下は空気塞栓の大きさ

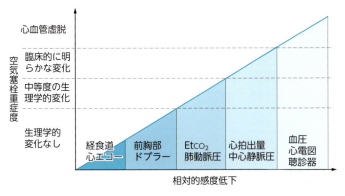

図3 空気塞栓症の各種診断法
(John C. Drummond, Piyush M. et al. Anesthesia for Neurologic Surgery. In：Miller RD, editor. Miller's Anesthesia. Vol 2. 8th ed. Philadelphia：ELSEVIER；2015. p.2170 より一部改変引用)

と相関性がある。本症例のようにあらかじめ経食道心エコーが入っている場合を除き、各種バイタルサインの変化に加えて $Etco_2$ を注意深く観察し、空気塞栓の存在を疑うことが早期診断へとつながる。

空気塞栓症は予防が原則であるが、万一発生した場合は流入した空気の除去、およびさらに空気が流入することの防止が重要である。

手術野から体循環の静脈系に流入した空気は、右心房を経て肺動脈に至る。急激に肺動脈圧が上昇して収縮期血圧を上回ると、卵円孔が開存している（成人の約25％に認められる[10]）場合、空気は体循環に入る。右心房から先への空気の移動を防ぐため、体位を左側臥位として、中心静脈カテーテルからの空気吸引を試みる。

空気の流入を防ぐには、手術野を生理食塩液で満たすことが簡便かつ確実である。さらに手術野を右心房より低くし、輸液やPEEPによって右心房圧を上昇させ10〜15 mmHgに保つ。ただしPEEPは、坐位脳外科手術のように手術野と心臓の高低差が大きい場合、脳静脈の構造に陽圧が伝播する可能性は低く、有効性を疑問視する意見や、右房圧上昇が奇異性空気塞栓のリスクを増すとして推奨しないとの意見もある[11]。空気塞栓症の生存率は右心機能が関与するため、蘇生に際しては強心作用のあるアドレナリンが第一選択である。

伝えたい一言

空気塞栓症は予防が第一！
起きた場合は流入空気の吸引除去と、さらなる流入防止に努める！

症例経過 4

　アドレナリン 20 μg 投与でショック状態を脱したのち、術者に空気塞栓症であることを伝え、出血点を用手的に押さえてもらい生理食塩液で手術野を満たしてもらった。手術台を軽度頭挙上、左下にローテートして、中心静脈カテーテルから吸引を試みたが空気は除去できなかった。呼気終末陽圧（PEEP）10 cmH₂O をかけ、輸液で CVP の上昇を図り、ノルアドレナリン持続投与で血行動態を安定させた。その後、徐々にノルアドレナリン投与速度を漸減し、無事手術は終了した。

設　問

　手術終了時点で、ノルアドレナリンを投与せずに血行動態は安定しており、血液ガスは正常値である。手術時間 6 時間、輸血量は濃厚赤血球 4 単位、新鮮凍結血漿 4 単位、水分バランスは＋5,000 mL である。
　術後管理として適切なことは何か。（○△×）をつけよ。

1) 術後は ICU に入室させる
2) 手術室では抜管しない
3) 手術終了時、腹部だけでなく胸部 X 線検査も行う
4) 術後胸部造影 CT 検査を施行する
5) 術中に起きた事象について外科医、コメディカルと情報を共有する

解説

1) 術後は ICU に入室させる（○）
　施設によって状況はさまざまであるが、本症例のように術前状態不良な患者は、術中イベントの有無にかかわらず、ICU での慎重な術後管理が必須である。

2) 手術室では抜管しない（△）
　空気塞栓症ののち、重度の肺水腫が生じた報告も散見されるが[12]、

症例 9

その多くは空気塞栓症に連続して起きている。手術終了時の血液ガスが著しい異常値でなければ、遅発性の肺水腫発生の可能性は低く、抜管を先送りする必要性は低い。

3）**手術終了時、腹部だけでなく胸部X線検査も行う**（○）

手術開始前に右内頸静脈から挿入した中心静脈カテーテルの位置確認だけでなく、術中に呼吸器合併症が起きた場合は必須の検査である。

4）**術後胸部造影CT検査を施行する**（△）

術中経食道心エコーで空気塞栓症の診断は得られており、造影CT検査で追加情報が得られるとは考えにくい。術直後で循環動態が不安定な場合は、CT室への移動のリスクも考慮すべきである。

5）**術中に起きた事象について外科医、コメディカルと情報を共有する**（○）

術後管理をICU専従医が行うにせよ、外科主治医が行うにせよ、患者にかかわる全スタッフが周術期の情報を共有すべきである。後日、関係部署の合同カンファレンスを行って本症例の経過を振り返るべきである。

術中に空気塞栓症が起きた場合、術後管理のポイントの第一は、抜管するか否かである。空気塞栓症は一過性のことが多く、多くの場合、超急性期を乗り切ることができれば、30分〜1時間程度で状態は改善する。抜管が困難になるのは、肺水腫が続発した場合、大量出血による循環動態の不安定などである。

術後管理は、バイタルサインに影響がなかった軽症例は別として、術中に呼吸循環が大きく変動し、血管作動薬などで蘇生した症例は、たとえ抜管可能でバイタルサインが安定していても、術後経過を注意深く観察するため、ICUでの管理が望ましい。

術直後の検査は、そのリスクとベネフィットを考える必要がある。胸部X線検査は、術後管理上のコントロール所見として重要である。しかし胸部造影CT検査は、肺血栓塞栓症を強く疑う場合を除き、術直後にCT室に移動して撮影するリスクのほうが上回ると考えられる。

さらに、このような特殊な事象が起きた症例は、後日振り返りの場を設けて、教育的機会とすべきである。

表1 空気塞栓症の発生頻度が高い手術

手術	空気塞栓発生率（%）	検出法
開頭術（坐位）	43〜58	前胸部ドプラー
開頭術（側臥位，仰臥位，腹臥位）	15〜25	前胸部ドプラー
頸椎手術	7	前胸部ドプラー
帝王切開術	65	前胸部ドプラー
腹腔鏡下胆嚢摘出術	69	経食道心エコー
人工股関節置換術	30	前胸部ドプラー

(Jennifer E. Plumonary air embolism. J Monitoring and Computing 2000；6：375-83 より一部改変引用)

 空気塞栓症で術後に抜管できないことはまれであるが、注意深い術後管理は必要！

■■■ **本症例のポイント** ■■■

　空気塞栓症は空気の血管内流入に起因する循環障害で、流入する空気量や速度により、重症度はさまざまである。

　肝切除術中の空気塞栓症は比較的まれであるが[13]、発生頻度が高い手術は表1に示すとおりである。高リスクの手術では、発症の予防と早期発見が重要である。空気塞栓が疑われた場合には、迅速な蘇生、流入した空気の除去とさらなる空気流入を防ぐことが肝要である。

【文　献】

1) Hamilton MA, Cecconi M, Rhodes A. A systematic review and meta-analysis on the use of preemptive hemodynamic intervention to improve postoperative outcomes in moderate and high-risk surgical patients. Anesth Analg 2011；112：1392-402.
2) Lehman LW, Saeed M, Talmor D, et al. Methods of blood pressure measurement in the ICU. Crit Care Med 2013；41：34-40.
3) Sandham JD, Hull RD, Brant RF, et al. A randomized, controlled trial of the use of pulmonary-artery catheters in high-risk surgical patients. N Engl J Med 2003；348：5-14.

4) An updated report by the American Society of Anesthesiologists and the Society of Cardiovascular Anesthesiologists Task Force on Transesophageal Echocardiography. Practice guidelines for perioperative transesophageal echocardiography. An updated report by the American Society of Anesthesiologists and the Society of Cardiovascular Anesthesiologists Task Force on Transesophageal Echocardiography. Anesthesiology 2010 ; 112 : 1084-96.
5) Adornato DC, Gildenberg PL, Ferrario CM, et al. Pathophysiology of intravenous air embolism in dogs. Anesthesiology 1978 ; 49 : 120-7.
6) Sink JD, Comer PB, James PM, et al. Evaluation of catheter placement in the treatment of venous air embolism. Ann Surg 1976 ; 183 : 58-61.
7) Stonelake PA, Bodenham AR. The carina as a radiological landmark for central venous catheter tip position. Br J Anaesth 2006 ; 96 : 335-40.
8) Furuya H, Suzuki T. Detection of air embolism by transesophageal echocardiography. Anesthesiology 1983 ; 58 : 124-9.
9) Chang JL, Albin MS. Analysis and comparison of venous air embolism detection methods. Neurosurgery 1980 ; 7 : 135-41.
10) Hagen PT, Scholz DG, Edwards WD. Incidence and size of patent foramen ovale during the first 10 decades of life : an autopsy study of 965 normal hearts. Mayo Clin Proc 1984 ; 59 : 17-20.
11) Perkins NA, Bedford RF. Hemodynamic consequences of PEEP in seated neurological patients--implications for paradoxical air embolism. Anesth Analg 1984 ; 63 : 429-32.
12) 石田公美子, 菱沼美和子, 宮澤美紀子ほか. 穿頭中に空気塞栓を発症して直後に肺水腫を来した1症例. 麻酔 2008 ; 57 : 1257-60.
13) Delva E, Sadoul N, Chandon M, et al. Air embolism during liver resection : an unusual mechanism of entry from a peristaltic pump. Can Anaesth Soc J 1986 ; 33 : 488-91.

(木村　斉弘)

症例 10

Key Words
帝王切開
産科危機的出血
ショックインデックス
産科 DIC スコア
危機的出血

症例経過 1

　27 歳、女性、身長 165 cm、体重 59 kg（非妊娠時体重 50 kg）。23 歳時に遷延分娩で帝王切開術を施行されていたため、今回も帝王切開術が予定された。術前の血液検査はヘモグロビン（Hb）10.1 g/dL、血小板数 23 万/mm³ で、凝固機能検査は正常範囲内であった。血液型は AB 型 RH（＋）で不規則抗体はなかった。

設 問

産科出血の特徴は何か。（○△×）をつけよ。
1）日本では妊産婦死亡の原因として産科出血が多い
2）大量出血が予想される疾患として前置胎盤がある
3）産科出血は中等量の出血でも播種性血管内凝固（DIC）を併発しやすい
4）産科出血の原因 4Ts とは Tone、Tissue、Trauma、Thrombin である
5）本症例は産科出血のリスクが低い

1）日本では妊産婦死亡の原因として産科出血が多い（○）
　日本では産科出血は母体死亡の主たる原因である。生命を脅かすような分娩時あるいは分娩後の出血は妊産婦の 300 人に約 1 人の割合で起こる。

2）大量出血が予想される疾患として前置胎盤がある（○）
　前置・低置胎盤、巨大子宮筋腫、既往帝王切開、癒着胎盤疑い、羊水過多・巨大児誘発分娩、多胎などでは大量出血が予想される。

3）産科出血は中等量の出血でも播種性血管内凝固（DIC）を併発しやすい（○）

基礎疾患（常位胎盤早期剥離、妊娠高血圧症候群、子癇、羊水塞栓、癒着胎盤など）を合併する妊婦では中等量の出血でも容易に DIC を併発する。

4）産科出血の原因 4Ts とは Tone、Tissue、Trauma、Thrombin である（○）

産科出血の原因を「子宮収縮不良（Tone）、遺残胎盤や胎盤血腫などの組織（Tissue）、創部や産道裂傷などの外傷（Trauma）、DIC などの凝固障害（Thrombin）」の頭文字を取って 4Ts と称する[1]。

5）本症例は産科出血のリスクが低い（×）

本症例は既往帝王切開であり、大量出血のリスクは高い。また、帝王切開術の麻酔の際は予期せぬ大量出血が起こりうることを常に念頭に置くべきである。

周産期管理の進歩により母体死亡率は著明に低下した。現在の母体死亡の主要な原因は出血である。2010 年から始まった妊産婦死亡例の全例登録（日本産婦人科医会）によると、2015 年 6 月までに結果報告書が作成された 213 事例の妊産婦死亡の原因として最も多かったのが産科危機的出血であった（図 1）[2]。前置・低置胎盤、巨大筋腫合併、多胎、癒着胎盤などでは大量出血が予想される（表 1）[3,4]。産科危機的出血に対しては、"産科危機的出血への対応ガイドライン"が作成されている（図 2）。

帝王切開術は、予期せぬ大量出血が起こる可能性を常に念頭に置く！

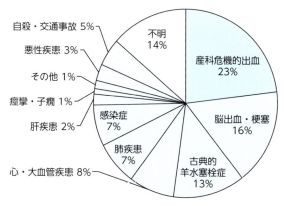

図1 妊産婦死亡の原因疾患（n=213）
妊産婦死亡の原因疾患として産科危機的出血が最も多い．
〔妊産婦死亡症例検討評価委員会. 日本産婦人科医会. 母体安全への提言 2014 Vol.5. http://www.jaog.or.jp/medical/ikai/project03/PDF/botai_2014.pdf（2016年6月閲覧）より引用〕

表1 大出血が予想される疾患

子宮筋の異常	子宮筋の過伸展：多胎，羊水過多，巨大児 子宮筋腫，子宮腺筋症，子宮奇形
胎盤の異常	常位胎盤早期剥離 前置・低置胎盤 癒着胎盤疑い
陣痛，子宮収縮の異常	微弱陣痛，分娩遷延，母体疲労 長時間の子宮収縮薬使用 子宮手術の既往（既往帝王切開）

大出血が予想される疾患は子宮筋，胎盤，陣痛・子宮収縮の異常に分けると考えやすい．
〔日本産婦人科学会, 日本産婦人科医会, 日本周産期・新生児医学会ほか. 産科危機的出血への対応ガイドライン. http://www.anesth.or.jp/guide/pdf/100327guideline.pdf（2016年6月閲覧）. 竹田 省. 弛緩出血への対応. 日産婦誌 2007；59：N393-7 より作成〕

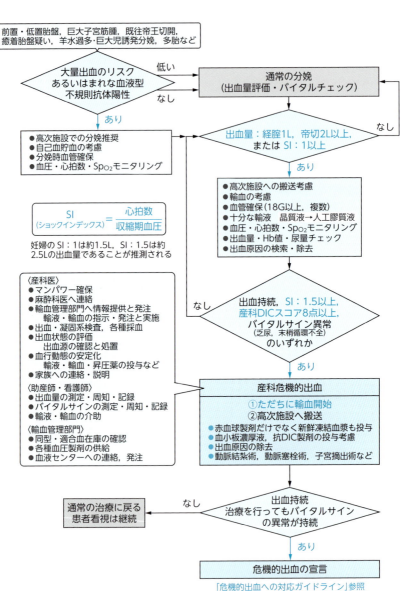

図2 産科危機的出血への対応ガイドライン
〔日本産婦人科学会,日本産婦人科医会,日本周産期・新生児医学会ほか.産科危機的出血への対応ガイドライン.http://www.anesth.or.jp/guide/pdf/100327guideline.pdf(2016年6月閲覧)より引用〕

症例経過 2

　手術室に入室後、20 ゲージ（G）の静脈ラインを確保し晶質液の投与を開始した。標準的なモニタリング（心電図、経皮的酸素飽和度、5 分間隔の非観血的血圧、体温）を行い、硬膜外麻酔併用脊髄くも膜下麻酔を施行した。手術開始 8 分後に児と胎盤が娩出された。子宮弛緩予防を目的にオキシトシン 5 単位を投与した。手術開始 20 分後、出血量は羊水込みで 2,100 mL となり、現在も出血が続いている。心拍数は 110 beats/min、血圧は 90/42 mmHg であった。

■■■ 設　問 ■■■

患者の評価法と必要な対応は何か。（○△×）をつけよ。

1）ショックインデックス（SI）とは心拍数を収縮期血圧で除したものである
2）妊婦の SI＝1 は約 1 L の出血量であると推定される
3）18 G 以上の太い静脈ラインを確保する
4）ただちに輸血を開始する
5）一次施設では高次施設への搬送を考慮する

1）ショックインデックス（SI）とは心拍数を収縮期血圧で除したものである（○）

　SI を用いて出血量を推定できる[5]。ショックの重症度評価に簡便で有用である。

2）妊婦の SI＝1 は約 1 L の出血量であると推定される（×）

　妊婦の SI＝1 は約 1.5 L、SI＝1.5 は約 2.5 L の出血量であることが推測される。妊婦の循環血液量は非妊婦と比較して 40〜50％増加している。SI による出血量の推定は妊婦と非妊婦で異なるので注意が必要である（表 2）。

3）18 G 以上の太い静脈ラインを確保する（○）

　輸血が必要となることを想定し 18 G 以上の太い静脈ラインを追加する。

4）ただちに輸血を開始する（△）

　経腟分娩後 1 L、帝王切開後 2 L 以上の出血または SI≧1 のときは

表2 SIと出血量の程度

SI	重症度	出血量 非妊婦	出血量 妊婦
1.0	軽症	1.0 L	1.5 L
1.5	中等症	1.5 L	2.5 L
2.0	重症	2.0 L	

〔日本産婦人科学会, 日本産婦人科医会, 日本周産期・新生児医学会ほか. 産科危機的出血への対応ガイドライン. http://www.anesth.or.jp/guide/pdf/100327guideline.pdf（2016年6月閲覧）. King RW, Plewa MC, Buderer NM, et al. Shock index as a marker for significant injury in trauma patients. Acad Emerg Med 1996；3：1041-5 より作成〕

「輸血の準備」を行う。SI≧1.5、産科 DIC スコア≧8 またはバイタルサイン異常（乏尿、末梢循環不全）のいずれかがある場合は「輸血を開始」する。本症例は SI＝1.2 であるが、止血困難で出血が持続し SI≧1.5 となると判断した場合、あるいは乏尿や末梢循環不全などの臨床的所見を認める場合、この時点で輸血を行う判断も間違いではない。

5）一次施設では高次施設への搬送を考慮する（○）

"産科危機的出血への対応ガイドライン"では、輸血体制の不十分な一次施設から高次施設への早期搬送が推奨されている。

まずは循環動態を的確に把握することが重要である。患者のバイタルサインを確認し、SI を求め重症度を評価する。本症例は収縮期血圧 90 mmHg 以上であり血圧は保たれているが、SI＞1 であることから約 1.5 L の出血が予測される。帝王切開術中の出血量は、羊水量が含まれていたり、覆布や床にカウントできない出血があり不正確になりやすい。また、輸液負荷や昇圧薬投与で SI が修飾されている可能性に注意する。

出血量とバイタルサインから循環血液量低下を早期に把握する！

> **コラム** 大量出血と代用血漿製剤

厚生労働省の「血液製剤の使用指針」[6)]には、術中出血量を目安とした輸液・成分輸血療法の実施法が示されている。出血量が循環血液量の20〜50％に達した場合は晶質液に人工膠質液〔ヒドロキシエチルデンプン（HES）製剤、デキストラン製剤など〕の併用を開始し、循環血液量の50〜100％の出血および人工膠質液を1,000 mL以上必要とする場合は等張アルブミン製剤を投与するとされている。HES製剤の利点として、晶質液と比較して循環血液量補充効果が高いこと、アルブミンと比較して価格が低いことが挙げられるが、これまで日本で用いられてきた低分子製剤（分子量70 kDa：サリンヘス®およびヘスパンダー®）は1回最大投与量が成人で1,000 mL、小児で10 mL/kgと制限されていた。2013年、高用量投与が可能なHES製剤としてボルベン®（分子量130 kDa）が発売された。ボルベン®は1日あたりの投与上限が50 mL/kgであり、大量出血時のアルブミン製剤の使用開始時期を遅らせることが可能となりうる。

HES製剤の欠点として、大量投与に伴う腎障害および血液凝固異常の発生が挙げられる。これらは高分子製剤での発生リスクが高いとされているが、ボルベン®は置換度が小さく、代謝が速やかであることから、組織への蓄積性や血液凝固系への影響が少ないと考えられている。ただし、大量出血時には循環血液量の減少および低血圧による腎血流低下、血液凝固因子の喪失および希釈などが起こっていることが懸念されるため、投与上限以下で適切に使用することが望ましい。

症例経過3

18 Gの静脈ラインを確保し、膠質液を投与した（コラム）。輸血部に連絡し、AB型RH（＋）の赤血球濃厚液（RCC）8単位、新鮮凍結血漿（FFP）10単位を確保した。術野では出血部位の特定を行っている。術野の血液は凝血塊を認めずサラサラとしている。患者は顔面蒼白で、冷や汗をかき、呼吸苦と胸部不快感を訴えている。心拍数は133 beats/min、血圧は71/33 mmHg、経皮的酸素飽和度は脈波検出不能であった。

設問

必要な対応は何か。（○△×）をつけよ。

表3 産科DICスコア

基礎疾患		点数	臨床症状		点数	検査	点数
早剝	（児死亡）	5	急性腎不全	（無尿）	4	FDP：10 μg/dL 以上	1
	（児生存）	4	〃	（乏尿）	3	血小板：10万/mm³以下	1
羊水塞栓	（急性肺性心）	4	急性呼吸不全	（人工換気）	4	フィブリノゲン：150 mg/dL 以下	1
	（人工換気）	3	〃	（酸素療法）	1	PT：15秒以上	1
	（補助換気）	2	臓器症状	（心臓）	4	出血時間：5分以上	1
	（酸素療法）	1	〃	（肝臓）	4	その他の検査異常	1
DIC型出血	（低凝固）	4	〃	（脳）	4		
	（出血量：2L以上）	3	〃	（消化器）	4		
	（出血量：1〜2L）	1	出血傾向		4		
子癇		4	ショック	（頻脈：100以上）	1		
その他の基礎疾患		1	〃	（低血圧：90以下）	1		
			〃	（冷汗）	1		
			〃	（蒼白）	1		

以上に該当する項目の点数を加算し，8点〜12点：DICに進展する可能性が高い，13点以上：DIC
〔日本産婦人科学会，日本産婦人科医会，日本周産期・新生児医学会ほか．産科危機的出血への対応ガイドライン．
http://www.anesth.or.jp/guide/pdf/100327guideline.pdf（2016年6月閲覧）より引用〕

1）産科DICスコアを評価する
2）全身麻酔に変更する
3）動脈ラインを確保する
4）産科危機的出血と判断する
5）輸血を開始する
6）子宮全摘術を提案する

1）産科DICスコアを評価する（○）
　産科DICスコアは基礎疾患と臨床症状、検査所見から算出する（表3）。産科DICスコアの評価は今後の治療方針を決定するうえで重要である。

2）全身麻酔に変更する（○）
　出血による酸素供給不足に伴い意識状態の低下が起こりうる。それ

に伴う気道閉塞に対し気道確保が必要になる。速やかに気道確保し全身麻酔管理に移行する。

3）動脈ラインを確保する（○）

動脈ライン確保により、循環動態を的確に把握できるだけでなく、頻回の採血が可能となる。ショック状態が進行すると動脈穿刺は困難になるため、なるべく早い段階での動脈ライン確保が望ましい。

4）産科危機的出血と判断する（○）

SI≧1.5、産科DICスコア≧8またはバイタルサイン異常（乏尿、末梢循環不全）のいずれかの要件を満たした場合、産科危機的出血と判断する。本症例ではSI≧1.5であり、産科DICスコアは「DIC型出血（低凝固）：4点、頻脈：1点、低血圧：1点、冷汗：1点、蒼白：1点」で、合計8点となる。また、経皮的酸素飽和度の測定ができていない点から末梢循環不全に陥っている可能性も考えられる。

5）輸血を開始する（○）

"産科危機的出血への対応ガイドライン"では、産科危機的出血と判断したら「ただちに輸血開始」を推奨している。

6）子宮全摘術を提案する（△）

施設や医師によって判断が異なるところであるが、子宮圧迫縫合法や動脈結紮術、動脈塞栓術といった止血法もある。最終的な対応は子宮摘出であるが、循環動態の不安定や産科DICの合併があると子宮摘出の完遂や出血の制御が困難となりうる。

SI≧1.5、産科DICスコア≧8またはバイタルサイン異常（乏尿、末梢循環不全）のいずれかの要件を満たした場合、「産科危機的出血」と判断して輸血を開始する。産科DICに伴う大量出血は急激に進行することが多い。したがって、できるかぎり早期に産科DICと診断し、DIC治療を開始することが重要である。

「産科危機的出血」を早期に認知し適切な対応を！

症例経過 4

産科危機的出血と宣言しRCCとFFPの輸血を開始した。麻酔科指導医1名、後期研修医1名、看護師3名、臨床工学技士1名が集まった。迅速導入を行い、全身麻酔に変更した。動脈ラインを確保し血球検査と凝固機能検査を行ったところ、Hb 4.8 g/dL、血小板数2万/mm^3、PT-INR 1.8、APTT 48.5秒であった。院内に同型輸血の在庫がないと輸血管理部門より連絡があった。術野では子宮動脈の結紮が行われたが、出血は続いている。心拍数は141 beats/min、血圧は51/27 mmHg、経皮的酸素飽和度は脈波検出不能であった。

設問

必要な対応は何か。（○△×）をつけよ。

1）麻酔科医はコマンダーとして対応する
2）臨床工学技士に血液回収装置の準備を依頼する
3）輸血管理部門は血液センターと連絡を取る
4）AB型のRCCがない場合の優先順位はA型＝B型＞O型である
5）産科出血が原因であるため、最後まで産科医のみで対応する

解説

1）麻酔科医はコマンダーとして対応する（○）

治療を行ってもバイタルサインの異常が持続する場合は、危機的出血への対応ガイドラインに基づいて対応する。

2）臨床工学技士に血液回収装置の準備を依頼する（○）

臨床工学技士がいる場合は急速輸血装置や血液回収装置の準備や操作を依頼する。

3）輸血管理部門は血液センターと連絡を取る（○）

輸血管理部門は非常事態発生を血液センターに伝達し、血液を発注する。

4）AB型のRCCがない場合の優先順位はA型＝B型＞O型である（○）

緊急時には交差適合試験を省略した血液製剤や同型の血液製剤の在庫がない場合には異型適合血も使用可能である（表4）[7]。異型適合血を使用した場合は、投与後の溶血反応に注意する。

表4　緊急時の適合血の選択

患者血液型	赤血球濃厚液	新鮮凍結血漿	血小板濃厚液
A	A>O	A>AB>B	A>AB>B
B	B>O	B>AB>A	B>AB>A
AB	AB>A=B>O	AB>A=B	AB>A=B
O	Oのみ	全型適合	全型適合

異型適合血を使用した場合，投与後の溶血反応に注意する．
〔日本麻酔科学会，日本輸血・細胞治療学会．危機的出血への対応ガイドライン. http://www.anesth.or.jp/guide/pdf/kikitekiGL2.pdf
（2016年6月閲覧）より引用〕

5）産科出血が原因であるため、最後まで産科医のみで対応する（×）

必要に応じて心臓血管外科医などに応援を要請する。総腸骨動脈や大動脈の遮断などが応急処置として有効である。

危機的出血が発生した場合には、統括指揮者（コマンダー）を決定する。"危機的出血への対応ガイドライン"には、コマンダーは担当麻酔科医、麻酔科上級医などが担当すると記載されている。コマンダーは非常事態発生の宣言（マンパワー招集、輸血管理部門へ「非常事態発生」の連絡）を行い、止血状況、血行動態、検査データ、血液製剤の供給体制などを総合的に評価し、手術継続の可否・術式変更などを術者と協議する（図3）。麻酔科医であればコマンダーとなるため、"産科危機的出血への対応ガイドライン"および"危機的出血への対応ガイドライン"を熟知しておく必要がある。

"産科危機的出血への対応ガイドライン"および"危機的出血への対応ガイドライン"を熟知しておく！

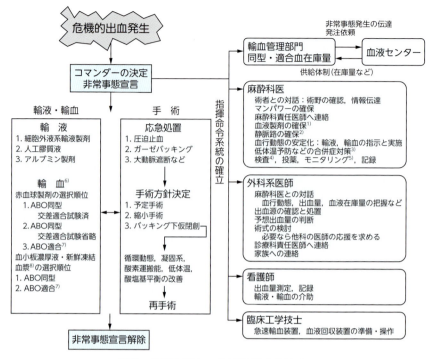

図3 危機的出血への対応ガイドライン

1) 血液が確保できたら交差適合試験の結果がでる前に手術室へ搬入し,「交差適合試験未実施血」として保管する.
2) 内径が太い血管カニューレをできるだけ上肢に留置する.
3) 輸液製剤・血液製剤の加温. 輸液・輸血加温装置, 温風対流式加温ブランケットの使用.
アシドーシスの補正, 低 Ca 血症, 高 K 血症の治療など.
4) 全血球算, 電解質, Alb, 血液ガス, 凝固能など. 輸血検査用血液の採取.
5) 観血的動脈圧, 中心静脈圧など.
6) 照射は省略可.
7) 適合試験未実施の血液, あるいは異型適合血の輸血:できれば2名以上の医師(麻酔科医と術者など)の合意で実施し診療録にその旨記載する.
8) 原則として出血が外科的に制御された後に投与する.
〔日本麻酔科学会, 日本輸血・細胞治療学会. 危機的出血への対応ガイドライン. http://www.anesth.or.jp/guide/pdf/kikitekiGL2.pdf(2016年6月閲覧)より引用〕

症例経過 5

同型輸血が終了したため、異型適合血である A 型 RCC 8 単位、A 型血小板濃厚液 20 単位を輸血した。術野では応援の心臓血管外科医により総腸骨動脈のバルーン閉塞が行われた。徐々にバイタルサインが安定し、心拍数は 95 beats/min、血圧は 88/54 mmHg、経皮的酸素飽和度は 99％となった。抗播種性血管内凝固（DIC）製剤の投与も行われ止血が完了し、子宮全摘術は回避できた。術後は挿管したまま ICU に入室した。

設 問

今後の対応と注意点は何か。（○△×）をつけよ。
1）溶血反応に注意する
2）急性肺障害に注意する
3）低体温に注意する
4）経過をカルテに詳細に記録し情報共有する
5）次回の妊娠時には自己血貯血を考慮する
6）危機的出血に対応するためのシミュレーション訓練を多職種で行う

1）溶血反応に注意する（○）

遅発性溶血は輸血終了数時間後から 3 週間後まで発生する可能性がある。反応が早いほど症状が重篤である。溶血が生じた場合、利尿薬と輸血による強制利尿を行う。

2）急性肺障害に注意する（○）

輸血関連急性肺障害（TRALI）は低酸素血症、両肺野の浸潤影を伴う急性呼吸困難で、輸血中または輸血後 6 時間以内に発生する[8]。

3）低体温に注意する（○）

大量出血、またそれに伴う大量輸液・輸血時には低体温が起こる。低体温では、循環抑制や不整脈、血小板機能の低下による凝固障害が起こりやすくなる。日本赤十字社の"輸血用血液製剤取り扱いマニュアル[9]"では、100 mL/min を超える急速輸血、30 分以上にわたる 50 mL/min を超える成人の急速輸血などでは血液を加温する必要があるとされている。輸液・輸血の加温や、ブランケットや加温マットで患

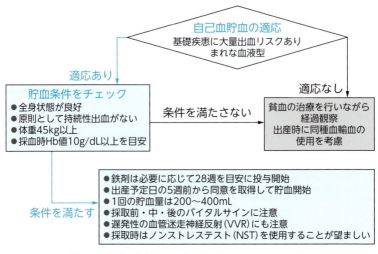

図4　妊婦における自己血貯血のフローチャート

注：① VVR：vasovagal reflex. 通常採血中，採血終了直後に発生するが，採血終了1時間以上経過して発生する場合がある．
　　② 自己血有効期間はCPDA-1全血で35日，MAP加赤血球濃厚液42日，新鮮凍結血漿1年とする．
　　③ 日本自己血輸血学会を中心に産科領域自己血輸血関連諸学会による「妊婦自己血貯血のガイドライン」を作成中である．
大量出血の可能性がある疾患やまれな血液型の妊婦には自己血輸血を考慮すべきであり，自己血貯血のフローチャートを付記資料として表記した．
（竹田　省. 弛緩出血への対応. 日産婦誌 2007；59：N393-7 より引用）

者自身を直接加温することにより低体温の予防に努める必要がある。

4）経過をカルテに詳細に記録し情報共有する（○）

　次回の妊娠に備えて経過を記録しておく。交差適合試験未実施の血液や異型適合血の輸血を行った場合は必ず記載する。

5）次回の妊娠時には自己血貯血を考慮する（△）

　術前の自己血貯血により、大量出血時の同種血輸血の回避や輸血量の減量が可能となる。"産科危機的出血への対応ガイドライン"には大量出血の可能性がある疾患やまれな血液型の妊婦には自己血輸血を考慮すべきと記載されている（図4）。既往帝王切開は自己血貯血の絶対的な適応ではないが、本症例の場合は今回の帝王切開術で大量出血を来したため、次回の妊娠時には自己血貯血を考慮してもよい。

6）危機的出血に対応するためのシミュレーション訓練を多職種で行う（○）

危機的出血への対応には、コミュニケーションやチームワークが重要である。緊急事態に対応するためのシミュレーション訓練を通じてノンテクニカルスキルを向上させる。

 大量輸血に伴う副作用・合併症を理解しよう！

本症例のポイント

産科危機的出血は突然起こりうる。麻酔科医は産科危機的出血の特徴を理解し、対応ガイドラインを熟知しておく。それだけでなく、各施設が置かれている状況に応じた院内マニュアルの作成や、関係部門とのシミュレーション訓練を行うなど、危機的状況に対応できるよう日頃から準備をしておかなければならない。

本執筆を進めるにあたり、ご指導いただいた和歌山県立医科大学麻酔科学教室教授川股知之先生に感謝いたします。

【文　献】

1) Anderson JM, Etches D. Prevention and management of postpartum hemorrhage. Am Fam Physician 2007；75：875-82.
2) 妊産婦死亡症例検討評価委員会．日本産婦人科医会．母体安全への提言 2014 Vol. 5. http://www.jaog.or.jp/medical/ikai/project03/PDF/botai_2014.pdf（2016 年 6 月閲覧）
3) 日本産婦人科学会，日本産婦人科医会，日本周産期・新生児医学会ほか．産科危機的出血への対応ガイドライン．http://www.anesth.or.jp/guide/pdf/100327guideline.pdf（2016 年 6 月閲覧）
4) 竹田　省．弛緩出血への対応．日産婦誌 2007；59：N393-7.
5) King RW, Plewa MC, Buderer NM, et al. Shock index as a marker for significant injury in trauma patients. Acad Emerg Med 1996；3：1041-5.
6) 厚生労働省医薬食品局長通知．「輸血療法の実施に関する指針」及び

「血液製剤の使用指針」(改訂版).http://www.jrc.or.jp/vcms_lf/iyakuhin_benefit_guideline_sisin090805.pdf(2016 年 6 月閲覧)
7) 日本麻酔科学会,日本輸血・細胞治療学会.危機的出血への対応ガイドライン.http://www.anesth.or.jp/guide/pdf/kikitekiGL2.pdf(2016 年 6 月閲覧)
8) 日本輸血・細胞治療学会.輸血副作用対応ガイド Version1.0.http://www.gungoyu.net/information/info_b/annex/4_pdf.pdf(2016 年 6 月閲覧)
9) 日本赤十字社.輸血用血液製剤取り扱いマニュアル.http://www.bmrctr.jp/saisei/files/2014/03/handlingmanual.pdf(2016 年 6 月閲覧)

(吉田　朱里、羽場　政法)

症例 11

Key Words
アナフィラキシーの原因
アナフィラキシーの症状
アナフィラキシーの治療

症例経過 1

　42 歳、男性、身長 170 cm、体重 75 kg。胆石症に対し、腹腔鏡下胆嚢摘出術が予定された。既往歴は高血圧にて降圧薬内服中であった。手術室入室時、血圧 148/78 mmHg、脈拍 68 beats/min、SpO_2 98％であった。

　駆血帯を左上肢に巻き、末梢静脈路を 20 ゲージ（G）で確保した。酸素投与 6 L/min で前酸素化ののち、レミフェンタニル 0.5 µg/kg/min、プロポフォール 100 mg 投与、マスク換気可能なことを確認し、ロクロニウム 50 mg 投与して、気管挿管を行った。抗生物質セファロスポリン 1 g を生理食塩液 100 mL に溶解して滴下を始めた。気管挿管 10 分後に血圧 68/40 mmHg、脈拍 120 beats/min（洞性頻脈）となったため、レミフェンタニルを中止し、エフェドリン 8 mg 投与、輸液負荷を行って経過観察していたが、その 5 分後には血圧 48/30 mmHg、脈拍 150 beats/min、SpO_2 91％で、前胸部から上肢にかけて、発赤と膨疹を認めた。呼吸音では喘鳴を認め、カプノグラフは閉塞性パターンを示していた。

設 問

何が起こったのか。（○△×）をつけよ。

1 ）出血性ショック
2 ）重症喘息発作
3 ）緊張性気胸
4 ）アナフィラキシーショック
5 ）急性冠症候群

1 ）出血性ショック（×）
　出血性ショックでも QRS 幅の狭い洞性頻脈を認めるが、現状で出

血を疑うような処置もしていないし、所見も認めていない。

2）重症喘息発作（×）

　気道では閉塞性パターンと喘鳴を認めているが、喘息であるなら蕁麻疹、血圧低下は認めないため、可能性としては低くなる。

3）緊張性気胸（×）

　緊張性気胸でもQRS幅の狭い洞性頻脈を認めるが、現状で緊張性気胸を疑うような処置（中心静脈穿刺など）をしていないし、所見も認めていない。

4）アナフィラキシーショック（○）

　皮膚症状と血圧低下と頻脈、気道症状（喘鳴、閉塞性パターン）を認めており、アナフィラキシーが強く疑われる。

5）急性冠症候群（×）

　アナフィラキシー症状に急性冠症候群を合併することがあり、ヒスタミン遊離による血管収縮（冠攣縮）が起こるもの（タイプ1）と冠動脈狭窄があり冠攣縮が起こりプラーク破裂を伴うもの（タイプ2）があり、コーニス（Kounis）症候群と呼ばれている。本症例では心電図上はST変化がなく、皮膚症状、気道症状も認めており、急性冠症候群単独では生じていないものと考えられる。

　アナフィラキシーショックとはアレルゲンなどの侵入により、複数臓器に全身性にアレルギー症状が惹起され、生命に危機を与えうる過敏反応で、血圧低下や意識障害を伴う場合とされる。アナフィラキシーの多くはIgEが関与する免疫機序により発症する過敏反応（アナフィラキシー症状）であり、多くは食物、昆虫の毒、薬物である。薬物の中（放射性造影剤など）にはIgEを直接関与せず肥満細胞を直接活性化することにより症状（アナフィラキシー様症状）を引き起こすこともある。いずれにしろ、治療方針には変わりがないので、緊急事態では鑑別する必要はない。

　診断基準としては、以下の3項目のうちいずれかに該当すればアナフィラキシーと診断する[1]。

　①皮膚症状（全身の発疹、瘙痒または紅潮）、または粘膜症状（口唇・舌・口蓋垂の腫脹など）のいずれかが存在し、急速に（数

分〜数時間以内）に発現する症状で、かつⓐ呼吸器症状（呼吸困難、気道狭窄、喘鳴、低酸素血症）ⓑ循環器症状（血圧低下、意識障害）の少なくとも1つを伴う。

② 一般的にアレルゲンとなりうるものへの曝露ののち、急速に発現する以下の症状のうち2つ以上を伴う。
ⓐ皮膚粘膜症状（全身の発疹、瘙痒、紅潮、浮腫）、ⓑ呼吸器症状（呼吸困難、気道狭窄、喘鳴、低酸素血症）、ⓒ循環器症状（血圧低下、意識障害）、ⓓ消化器症状（腹部仙痛、嘔吐）

③ 当該患者におけるアレルゲンへの曝露後の急速な血圧低下。収縮期血圧の低下は平常時血圧の70％未満または生後1〜11ヶ月＜70 mmHg、1〜10歳＜70 mmHg＋（2×年齢）

本症例では、皮膚症状、呼吸器症状（喘鳴、閉塞性パターン）、循環器症状（血圧低下）を認め、上記①を満たすので、アナフィラキシーショックと判断できる。

また重症度（表1）グレード3（重症）と考えられる。

症状については、

皮膚粘膜症状：80〜90％

気道症状：70％

消化器症状：45％

心血管系症状：45％

中枢神経症状：15％

程度の発現頻度といわれており、発症の経過やパターンも患者により異なる（皮膚症状が遅発性に出てきたりすることもあり、判断に遅れが出てしまうこともあるので、注意を要する）。

　アナフィラキシーは皮膚、気道、心血管系、消化管など複数の臓器障害を引き起こす重篤な全身性アレルギー反応である！

アナフィラキシーに血圧低下や意識障害を伴う場合をアナフィラキシーショックという！

短時間で致死的な状態となりうるため、皮膚症状を中心として2つ以上の臓器系で反応が認められる場合は早期にアナフィラキシーを疑うことが大切！

表1　アナフィラキシーショックの重症度分類

		グレード1（軽症）	グレード2（中等症）	グレード3（重症）
皮膚・粘膜症状	紅斑・蕁麻疹・膨疹	部分的	全身性	←
	瘙痒	軽い瘙痒（自制内）	強い瘙痒（自制外）	←
	口唇・眼瞼腫脹	部分的	顔全体の腫れ	←
消化器症状	口腔内, 咽頭違和感	口, のどの痒み, 違和感	咽頭痛	←
	腹痛	弱い腹痛	強い腹痛（自制内）	持続する強い腹痛（自制外）
	嘔吐・下痢	嘔気, 単回の嘔吐・下痢	複数回の嘔吐・下痢	繰り返す嘔吐・便失禁
呼吸器症状	咳嗽, 鼻汁, 鼻閉, くしゃみ	間欠的	断続的	持続する強い咳, 犬吠様咳嗽
	喘鳴, 呼吸困難		聴診上の喘鳴 軽い息苦しさ	明らかな喘鳴, 呼吸困難, チアノーゼ, 呼吸停止, SpO_2：92％以下, 締めつけられる感覚, 嗄声, 嚥下困難
循環器症状	脈拍・血圧		血圧軽度低下, 蒼白, 頻脈（+15 beats/min）	不整脈, 血圧低下, 重度徐脈 心停止
神経症状	意識状態	元気がない	眠気, 軽度頭痛, 恐怖感	ぐったり, 不穏, 失禁, 意識消失

症例経過 2

　皮膚症状と血圧低下と頻脈、気道症状（喘鳴、閉塞性パターン）を認めており、アナフィラキシーショックが強く疑われた。

設問

原因物質として何を疑うか。（○△×）をつけよ。
　　1）プロポフォール
　　2）ロクロニウム
　　3）抗生物質
　　4）レミフェンタニル
　　5）ラテックス

表2 周術期に生じるアナフィラキシー反応の原因物質

	頻度（%）	周術期に使用される一般的な薬物
筋弛緩薬	69.2	スキサメトニウム，ロクロニウム，アトラクリウム
ラテックス	12.1	手袋，タニケット，尿道カテーテル
抗生物質	8	ペニシリン系，βラクタム系
入眠薬	3.7	プロポフォール，チオペンタール
コロイド	2.7	デキストラン，ゲラチン
オピオイド	1.4	モルヒネ，メペリジン
その他	2.9	アプロチニン，プロタミン，ブピバカイン　など

周術期のアナフィラキシーの原因物質として、考えられやすいものは、表2に示すように筋弛緩薬、ラテックス、抗生物質が多いが表記のものはすべて可能性としては挙げられる。

以上より回答は以下とした。
1) プロポフォール（△）
2) ロクロニウム（○）
3) 抗生物質（○）
4) レミフェンタニル（△）
5) ラテックス（○）

アナフィラキシーの原因とされるのは、院外であれば昆虫毒、食物（ナッツ）、薬物の3種類とされる。院内発生の原因物質は2種類で薬物と医療材料といわれている。手術室関連としては、麻酔に使用する薬物（特に筋弛緩薬）、抗菌薬、ラテックスが重要である[2]。手術室、特に麻酔中に生じるアナフィラキシーの原因物質（表2）としては、筋弛緩薬が約70％と最も多いとされる、これは筋弛緩薬の分子構造の中にある4級アンモニウム化合物の構造が主な抗原性を示すためである。ロクロニウムは他の脱分極生筋弛緩薬よりもアナフィラキシーを多く発症させるとの報告もあり、使用する際にはその認識をしておく必要がある。抗生物質は8％程度の頻度とされている。また手袋などに使用されるラテックスに関しても12％程度の頻度である。

ラテックスに関してはクリ、バナナ、アボガド、キウイフルーツな

どの食品や加工食品を摂取することで、アレルギー反応を起こすこと（ラテックス-フルーツ症候群）があり、術前にそのような食品で蕁麻疹などの発症がなかったかを確認し、必要であればラテックスの抗体検査を行うなども検討する。

　そのほか、プロポフォールなどの入眠薬の頻度は3.7%、レミフェンタニルなどのオピオイドは1.4%とあまり多くはないが、上記の3つでは説明がつかない場合は原因薬物として検討する必要がある。

　周術期のアナフィラキシーの原因の多くは、筋弛緩薬、抗生物質、ラテックスである！

症例経過3

　エフェドリンなどの昇圧薬にも反応せず、10分後は血圧58/36 mmHg、脈拍142 beats/min、SpO_2 92%で、前胸部から上肢にかけての発赤と膨疹は拡大している。

■■　設　問　■■

次に行うべき対応は何か。（○△×）をつけよ。

　　1）アドレナリン1 mg 静注
　　2）アドレナリン0.3 mg 皮下注
　　3）アドレナリン0.5 mg 筋注
　　4）末梢静脈路確保
　　5）頭部挙上

　1）アドレナリン1 mg 静注（×）
　　アナフィラキシーショックの初期治療において、静注は副作用のリスクもあるため、筋注が勧められている。また示されている1 mgは心停止の際に使用する量である

　2）アドレナリン0.3 mg 皮下注（×）
　　アナフィラキシーショックの初期治療ではアドレナリン皮下注は血中濃度の上昇が遅く効果が乏しいため、推奨されない。

3）アドレナリン 0.5 mg 筋注（○）

アナフィラキシーショックの初期治療では、アドレナリン筋注が現在勧められる治療である。

4）末梢静脈路確保（○）

アナフィラキシーショックの初期治療では、複数の太い静脈路確保と急速輸液が重要である。

5）頭部挙上（×）

アナフィラキシーショックでは、頭部挙上を行うことで血圧低下を助長し死亡率が増加するといわれており、下肢挙上を行い中心血管コンパートメントを維持することが大切である。

アナフィラキシーショックでは初期治療がポイントとなる。

アナフィラキシーショックは体位変換により急変する可能性があるため、急に座ったり、立ったりする動作をしない。基本的に立位ではなく仰臥位、下肢は挙上を保つのがポイントであり、ABCの安定化に努める。

以下に初期治療の手順について述べる[1,3]。

① バイタルのチェック
② 助けを呼ぶ（←これが重要!!）
③ アドレナリンの筋注

グレード3（重症）の症状、既往があればグレード2（中等症）でも適応となる。大腿中央外側部にアドレナリン 0.01 mg/kg をただちに筋注する（5～10 分程度で効果発現）。以前いわれていた皮下注では血中濃度の上昇が遅く（15 分以上かかる）、効果を望めないため現在では勧められない。また、筋注の場所は、血流が豊富である大腿中央外側部がよいとされる（血中濃度が上がりやすいため、殿筋も勧められているが、皮下脂肪が厚く筋注が成功する確率は低くなる）。また、静注も合併症が多くなるので、十分なモニタリングができている状況での使用にとどめるべきである。

アドレナリンの作用は、

α_1 受容体作用：血管収縮、粘膜浮腫の軽減

β_1受容体作用：心収縮力増強、心拍数増加
β_2受容体作用：気管支拡張作用、脱顆粒抑制作用

があり、いわゆる血管収縮や心収縮力増強といった作用だけでなく、肥満細胞の脱顆粒抑制することによりヒスタミンなどの遊離を抑制する作用も期待できる。

④ 患者を仰臥位とし、下肢を 30 cm ほど挙上

急に立ち上がったり、座ったりすると数秒で急変することがある。毛細血管透過性亢進により血管内容量減少が起こっているため、中心血管コンパートメントの維持を目的に下肢挙上を行う（呼吸促迫などがある場合はできるだけ楽な姿勢をとらせる）。

⑤ 酸素投与（必要に応じて高濃度酸素投与）

呼吸促迫のある患者に対しては高濃度酸素を投与する。喉頭浮腫などで重篤な上気道閉塞が起こったり、気管支攣縮が起こることもあるので、聴診や Sp_{O_2} をモニタリングしながら、気管挿管などの高度な気道確保を検討する（気道の浮腫が高度になってからでは、気管挿管が困難となるので、早めの決断が必要となる。また気道確保の際には、筋弛緩薬を使用することで換気が不可になることもあるので、自発呼吸を残しての気道確保なども考慮する必要がある）。

⑥ 末梢ルート確保（20 G 以上、可能であれば 18 G 以上の末梢路を 2 本以上）

低血圧があり速やかにアドレナリンに反応しないときには等張晶質液を急速投与する。大量輸液（1〜2 L 以上）が必要となるために太めのゲージでの血管確保が重要となる。

⑦ 必要に応じて心肺蘇生

必要と判断した時点で、すぐに開始できるように準備しておく。

⑧ バイタルを頻回確認

継続的にモニタリングを行う。

 アナフィラキシーショックでの初期治療は、ABC の安定化である！助けを呼んで、酸素投与・気道確保、輸液負荷、アドレナリン筋注である！

症例経過 4

アドレナリン筋注を10分ごとに3回繰り返し行い、血圧85/40 mmHg、脈拍130 beats/min、SpO₂ 92%となった。

設問

ほかに必要な治療は何か。（○△×）をつけよ。

1）ステロイド静注
2）抗ヒスタミン薬静注
3）グルカゴン静注
4）輸液負荷：細胞外液 1,000〜2,000 mL 投与
5）輸液負荷：細胞外液 250〜500 mL 投与

1）**ステロイド静注（○）**
　ステロイドの使用に関しては、二相性反応や遅発性反応の予防のために使用することが考慮される。

2）**抗ヒスタミン薬静注（○）**
　即効性はないが、皮膚症状には効果があると考えられており、投与を考慮する。

3）**グルカゴン静注（△）**
　降圧薬としてβ遮断薬やカルシウム拮抗薬を内服している場合にはアドレナリンの効果が乏しいことがあり、アドレナリン投与後にも効果が乏しい場合はグルカゴンの投与が考慮される

4）**輸液負荷：細胞外液 1,000〜2,000 mL 投与（○）**
　血圧上昇が乏しいため、輸液が十分でない可能性がある。十分患者をモニタリング（肺水腫などが生じないように）しながら、輸液負荷を行う（4 L以上必要なこともある）。

5）**輸液負荷：細胞外液 250〜500 mL 投与（×）**
　輸液負荷は正しいのだが、量が少なすぎる。

アナフィラキシーショックでの第二選択薬について述べる[1,3〜5]（輸液については症例経過3参照）。
　薬物に関しては当然、アドレナリンが第一選択、最優先である。

抗ヒスタミン薬：H_1受容体拮抗薬は蕁麻疹や紅斑といった皮膚症状に対しては有効であるが、上気道閉塞、血圧低下、ショックの防止や緩和はされない。H_2受容体拮抗薬の使用に関しては、皮膚にもH_2受容体が存在しており、紅斑などの症状緩和に寄与する可能性がある。一方でH_2受容体拮抗薬自体のアナフィラキシーの報告や急速静注による血圧低下の報告もあり、エビデンスとしては確立していない。いずれにしても考慮してよい。

　ステロイド：効果発現に時間がかかる（4〜6時間程度）ため、症状遷延や二相性反応を防ぐために早期より使用するとされている（その効果は立証されていない）。

　グルカゴン：β遮断薬、ACE拮抗薬、カルシウム拮抗薬を内服している患者では、アドレナリンの効果が乏しい場合があり、グルカゴン1〜2 mg静注（5分ごと）が有効なこともある（あくまで、アドレナリンを筋注しても効果が乏しい場合に考慮する）。

　吸入β刺激薬：気管支痙攣が主要な症状のときは使用することも考慮してよい（下気道症状に対しては有効であるが、喉頭浮腫などの上気道閉塞には有効でなく、血管収縮作用もなく、アドレナリンの代わりにはならない）。

　そのほか、特異的なものとしてロクロニウムによるアナフィラキシーの場合には、スガマデックスが症状軽減に有効である可能性も示唆されている[6]が、あくまで初期治療はアドレナリンの使用を考慮するべきである。

　第二選択として、抗ヒスタミン薬、ステロイド、吸入β刺激薬、グルカゴンなどの薬物があるが、薬物の第一選択はあくまで、アドレナリンである！

症例経過 5

輸液負荷、重炭酸リンゲル液 2,000 mL 投与、アドレナリンをさらに 2 回筋注し、抗ヒスタミン薬、ステロイドの追加静注を行い、血圧 95/40 mmHg、脈拍 110 beats/min、SpO_2 96％ となった。

主治医と相談し、手術は中止となり、口唇、舌の浮腫も認めたため、気管挿管のまま ICU 入室となった。ICU 入室 2 時間後に血圧 78/40 mmHg、脈拍 140 beats/min、SpO_2 91％、カプノグラフも再び閉塞性パターンとなった。

設問

次に行うべき対応は何か。（○△×）をつけよ。
1）アドレナリン静注（持続も含めて）
2）吸入β刺激薬投与
3）輸液負荷
4）β遮断薬静注
5）アドレナリン筋注

1）アドレナリン静注（持続も含めて）（○）
　筋注を施行しても症状残存するなら、静注も考慮する（ただし、厳密なモニタリングを行いながら施行することが大切）。

2）吸入β刺激薬投与（△）
　カプノグラフも閉塞性パターンであるので吸入β刺激薬は適応にはなりうるが、副作用として血圧低下もあり、血圧の低い現状では少し使用は難しいかもしれない。

3）輸液負荷（○）
　二相性反応により血圧低下を生じているため、初期治療の原則を考えることが必要で、点滴輸液負荷が重要となる。

4）β遮断薬静注（×）
　アナフィラキシーショックを起こしているので、β遮断薬の使用は禁忌である。

5）アドレナリン筋注（○）
　二相性反応により血圧低下を生じているため、初期治療の原則を考

えることが必要で、アドレナリン筋注が重要となる。

　治療に反応した患者に対して経過観察が必要である。アナフィラキシーショックを来した患者の10〜20％に症状軽快1〜8時間後に再度症状が再燃することがある（二相性反応）。中には初期反応後、36時間を経て症状発生した症例報告もある。二相性反応を引き起こした際には、アドレナリンの再投与を検討し、筋注で効果乏しければ静注を考慮されるが、静注による死亡例の報告もあり、血行動態を十分モニタリングすることが重要とされる。ボーラス静注の代わりに持続静注（5〜15 μg/min）も考慮する[4,5]。

**症状改善しても、しばらくは様子観察（二相性反応があるかも？）！
アドレナリン静注はモニタリングがしっかりできている状況での使用にとどめる！**

症例経過6

　その後、症状軽減し、呼吸状態も問題なく、翌日抜管され、ICUを退出し、一般病棟へ戻ることとなった。

設　問

今後、アナフィラキシーに対する必要な検査は何か。（○△×）をつけよ。
1）血清トリプターゼ値測定
2）好塩基球活性化試験
3）皮膚パッチテスト
4）特異的IgE抗体測定

1）血清トリプターゼ値測定（×）
　血清トリプターゼ値はアナフィラキシーショックが起こっている時点で測定すれば高値を示すが、この時点での測定（症状改善後）では有効ではない。
2）好塩基球活性化試験（○）

3）皮膚パッチテスト（○）
4）特異的 IgE 抗体測定（○）

　上記、2）3）4）はいずれもアレルゲンを特定するうえでは有用な方法であるが、施行時期を考慮する必要がある。

　アナフィラキシーショックの発症が疑われたときに有効な血液検査としては、血清トリプターゼの変化を測定する。トリプターゼは肥満細胞の脱顆粒によって放出されるタンパク成分であり、アナフィラキシーを発症したのち 0.5〜1.5 時間後にピークを示し、その上昇は 6 時間程度持続する。アナフィラキシーの重症度に相関するといわれている。その上昇を確認するためには発症 1〜2 時間後に採血をし、さらに経時的に採血し、24 時間後の値を基準値とする。しかしながら、アナフィラキシーショックを引き起こしている患者の急激な症状に対処しながら適切な検査を行うことは困難であるため、普段から症状出現の際に対応できるように準備をしておく必要がある。本症例ではすでに症状改善しており、現時点でトリプターゼ検査をする意義が乏しいため（×）とした。

　本症例での症状改善後に必要な検査はアナフィラキシーの原因の特定、つまりアレルゲンの特定が重要となる。特異抗原の測定には十分量の抗体が回復する 3〜4 週間後に in vivo や in vitro の検査を行うことが勧められる。in vitro の検査としては特異的 IgE 抗体測定、好塩基球活性化試験などがある。in vivo の検査としては皮膚パッチテストがあり、テスト薬物が注射薬である場合、最も感度もよく、特異度も高い方法であるが、施行する際にはアナフィラキシーショックが発症してもすぐ対応できるような救急蘇生ができる環境で行うべきである。いずれにしても特異抗原が確定できれば患者にとって非常に利益となるため必ず行うようにしていただきたい。

　アナフィラキシーの原因を特定して、再発予防に努めることが大切！

■■■ **本症例のポイント** ■■■

　血圧低下、呼吸器症状（気道浮腫）、消化器症状、皮膚症状などを認めた場合には、アナフィラキシーの可能性を考え、アドレナリン筋注や輸液負荷などを検討する。アナフィラキシーは急激に重篤な病態に進むため、早期に判断し、適切な治療を開始することができれば、機能回復も早いので、常に起こりうる病態の一つであるという認識をもって対応することが大切である。

【文　献】

1) 日本アレルギー学会 Anaphylaxis 対策特別委員会編．アナフィラキシーガイドライン．東京：日本アレルギー学会；2015. p.110-23.
2) 野村岳志．アナフィラキシーショック．槇田浩史編．心肺蘇生．東京：克誠堂；2011. p.110-23.
3) Simons FE, Adrusso LRF, Bilo MB, et al. World Allergy Organization Guidelines for the Assessment and Management of Anaphylaxis. WAO Journal 2014；4：13-37.
4) American Heart Association．アナフィラキシーによる心停止．ACLS EP マニュアル・リソーステキスト．東京：バイオメディスインターナショナル；2012. p.355-62.
5) Vanden Hoek TL, Morrison LJ, Shuster M, et al. Part 12：cardiac arrest in special situations：2010 American Heart Association Guidelines for Cardiopulmonary Resuscitation and Emergency Cardiovascular Care. Circulation 2010；122：S829-61.
6) McDonnell NJ, Pavy TJ, Green LK, et al. Sugammadex in the management of rocronium-induced anaphylaxis. Br J Anaesth 2011；106：199-201.

〈藤原　俊介〉

症例 12

Key Words
質の高い心肺蘇生
手術室での心肺蘇生
心拍再開後治療

症例経過 1

　70歳、男性、身長160 cm、体重56 kg。Stage IIの大腸がんに対して腹腔鏡下結腸切除術が予定された。既往としては、糖尿病に対して内服治療中であった。術前の血液検査に特記すべき異常は認めなかった。12誘導心電図、呼吸機能検査、血液ガス分析検査でも異常はなかった。

　麻酔はデスフルラン、レミフェンタニル、ロクロニウムで維持した。術中の血行動態は観血的動脈圧でモニターし、安定していた。術中、腸吻合を行うため臭化ブチルスコポラミン（ブスコパン注®）20 mgを静注した際、心拍数が60→120 beats/minと一過性の上昇を認めた。手術終了時、デスフルラン、レミフェンタニル、ロクロニウムの持続投与を中止したところ、5分後に心拍数が70→120 beats/minまで再度上昇した。その後、スガマデクス200 mgを投与し自発呼吸を認めたが、呼名に反応せず覚醒が不十分であったため、抜管せずに観察した。手術終了から25分後、心電図モニター上ST上昇が出現し心室性期外収縮が散発するようになり、心室頻拍を経て心室細動（VF）となった。

設 問

まずこの時点で行うべき対応は何か。（○△×）をつけよ。
　1）患者の反応を確認する
　2）人を集める
　3）自動体外式除細動器（AED）を用意する
　4）胸骨圧迫を開始する
　5）手動式除細動を行う

表1　BLSへの体系的なアプローチ

評価と行動
1．患者の反応の確認
2．応援を呼ぶ/除細動器を確認
3．循環動態を評価して胸骨圧迫開始
4．必要なら除細動

1）患者の反応を確認する（○）

　心電図モニター上VFになったが、なんらかのアーチファクトである可能性も否定できない。患者は半覚醒の状態であったので、まずは反応を確認すべきである。

2）人を集める（○）

　心停止を認識したらすぐに応援を呼び、モニター付き除細動器を確保するのが鉄則である。

3）自動体外式除細動器（AED）を用意する（△）

　AEDでは心電図解析に時間がかかってしまう。心電図の解析は自分で行い、除細動の適応を判断することで胸骨圧迫の中断時間を短くできる。可能であればAEDよりもモニター付き除細動器を入手する。

4）胸骨圧迫を開始する（○）

　心停止を認識したらただちに胸骨圧迫を開始すべきである。

5）手動式除細動を行う（○）

　VFに対する最も重要な治療は除細動と胸骨圧迫である。除細動器が到着しだいリズムチェックを行い、VFが継続しているならただちに除細動を行うべきである。

　患者が手術中または手術終了直後に心停止に陥ってしまうと、多くの麻酔科医は頭が真っ白になってしまい、何をすればよいのかわからなくなってしまうかもしれない。こういうときは一時救命処置（BLS）の体系的アプローチ（表1）に従い、

① 患者の反応を確認する。

② 応援を呼ぶ。

③循環動態をチェックし胸骨圧迫を開始する。
　④必要なら除細動する。
の順に行動することがポイントである。
　この症例では、①患者の反応がないことを確認して、②麻酔科上級医を呼び、モニター付き除細動器を確保し、③ただちに胸骨圧迫を開始し、④除細動を行うことになる[1]。

　一次救命処置（BLS）の体系的アプローチに従って心停止を認識したらただちに心肺蘇生（CPR）が開始できるように、日常からトレーニングしておくべきである！

症例経過2

　胸骨圧迫を開始、ただちに麻酔科上級医、外科医、応援看護師が駆けつけた。

設問

次に行うべき対応は何か。（○△×）をつけよ。
1）胸骨圧迫の速さを1分間に130回とする
2）胸骨圧迫と換気の比を30：2とする
3）初回除細動直後にアドレナリン1 mgを投与する
4）胸骨圧迫中の拡張期動脈圧は20 mmHg以上を目標にする
5）カプノグラフィでのEtco$_2$は10 mmHg以上を目標にする

　1）胸骨圧迫の速さを1分間に130回とする（×）
　胸骨圧迫の速さは1分間に100〜120回が推奨されている。圧迫の深さは5〜6 cmが推奨されているが、120回を超すと圧迫の深さが浅くなる危険性がある。
　2）胸骨圧迫と換気の比を30：2とする（×）
　心肺蘇生中に、気管挿管などの高度な気道確保がされているときの換気は、胸骨圧迫と同期する必要はなく、1分間に10回（6秒に1回）とされている。

表2 AHAガイドライン2015における質の高い心肺蘇生の要点

胸骨圧迫の速さ	100〜120回/分
胸骨圧迫の深さ	5〜6 cm
$EtCO_2$	>10 mmHg
拡張期動脈圧	>20 mmHg

3）初回除細動直後にアドレナリン1 mgを投与する（×）

　VFの治療では、初回除細動の2分後にリズムチェックを行い、心停止が継続している場合にアドレナリンを投与することになっている。VFの多くの例で初回の除細動が成功するからである。よって初回除細動直後にアドレナリンの投与は推奨されない

4）胸骨圧迫中の拡張期動脈圧は20 mmHg以上を目標にする（○）

　胸骨圧迫中も冠動脈の灌流は主に拡張期にもたらされるので、灌流圧は拡張期動脈圧が高いほうが高くなる。拡張期圧が20 mmHg以上になるように胸骨圧迫を行うべきとされている。

5）カプノグラフィでの$EtCO_2$は10 mmHg以上を目標にする（○）

　胸骨圧迫が適正に行われるほど肺血流が増し、$EtCO_2$が上昇する。$EtCO_2$は10 mmHg以上を目標にすべきである。

　アメリカ心臓協会（AHA）の"心肺蘇生と救急心血管治療のためのガイドラインアップデート2015"において、胸骨圧迫を適正に行うことが重要とされている。胸骨圧迫は強く速く行うべきと表現されているが、具体的には1分間に100〜120回のペースで、5〜6 cmの深さで行われるべきである。二次救命処置（ALS）において、胸骨圧迫が適正かどうかを蘇生中にモニターすることは困難な場合が多いが、手術室ではカプノグラフィや観血的動脈圧がモニターされているので利用すべきである。$EtCO_2$<10 mmHgまたは拡張期動脈圧<20 mmHgのときは、胸骨圧迫が不十分であるので改善しなければならない[2]（表2、図1）。

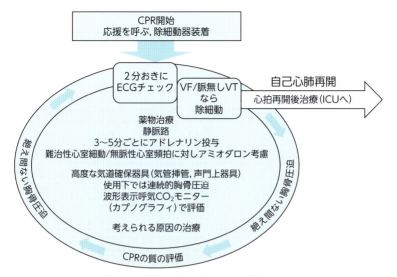

図1 手術室内における二次救命処置

ECG：心電図，VT：心室頻拍
〔American Heart Association. Guidelines for CPR & ECC；2015. https://eccguidelines.heart.org/index.php/circulation/cpr-ecc-guidelines-2/（2016年6月閲覧）より一部改変引用〕

 胸骨圧迫は強く速く、モニターには $Etco_2$ や動脈圧ラインの値を利用しよう！

症例経過3

胸骨圧迫開始後1分で初回除細動〔150 J（ジュール）〕が行われ、その2分後のリズムチェックでVFが継続していたため2回目の除細動（150 J）が行われた。その直後アドレナリン1 mgが投与され、次のリズムチェックで洞調律への復帰を認め、観血的動脈圧は150/90 mmHgであった。自発呼吸は認められず口答指示には従えなかった。100%酸素による換気のもとで、酸素飽和度 Spo_2 100%、$Etco_2$ 30 mmHgであった。

■■■ 設　問 ■■■

この時点で行うべき対応は何か。（○△×）をつけよ。

1）SpO_2＞94％を保つようにする
2）$EtCO_2$は35〜40 mmHgを保つようにする
3）ドパミンを5 μg/kg/minにて開始する
4）12誘導心電図検査を行う
5）低体温療法を考慮する

1）SpO_2＞94％を保つようにする（○）
　高濃度酸素の長時間投与を避けるために、一般に蘇生後はSpO_2を94％以上に保てばよい、とされている。

2）$EtCO_2$は35〜40 mmHgを保つようにする（○）
　心拍再開後は過換気を避けるため、$EtCO_2$は35〜40 mmHgに保つべきである。

3）ドパミンを5 μg/kg/minにて開始する（×）
　心拍再開後の低血圧では収縮期圧＞90 mmHgを目標とするが、現在の血圧（150/90 mmHg）ではドパミンは必要ないと考えられる。

4）12誘導心電図検査を行う（○）
　本症例では急性冠症候群も疑われるので、12誘導心電図は必要である。

5）低体温療法を考慮する（○）
　心拍再開後に昏睡状態（言葉による指示に対して意味のある反応を示さない状態）にある成人患者には低体温療法を考慮してもよい。

　心拍再開後の患者管理におけるポイントは、呼吸、循環動態の適正化と原疾患に対する治療である。呼吸においてはSpO_2＞94％、$EtCO_2$を35〜40 mmHgに保つようにして、循環においては収縮期圧＞90 mmHgを保つようにする。心停止の原疾患に対する治療の一つとして、12誘導心電図より適応があれば冠動脈インターベンションを考慮すべきである。また昏睡状態の患者に対しては32〜36℃から目標体温を決めて行う低体温療法を考慮すべきである[2,3]（図2）。

心拍再開後は呼吸循環動態の適正化と原因検索を開始！

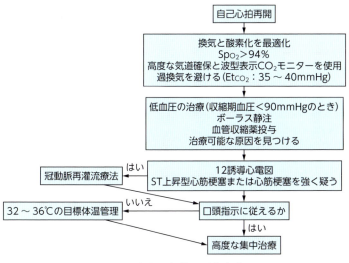

図2 成人の心拍再開後治療
〔American Heart Association. Guidelines for CPR & ECC;2015. https://eccguidelines.heart.org/index.php/circulation/cpr-ecc-guidelines-2/（2016年6月閲覧）より引用〕

症例経過 4

　ICU入室直後に意識が戻り、自発呼吸も再開したので抜管した。術直後の12誘導心電図に異常を認めず、胸部症状も認めなかった。翌日ICUを退室し、術後経過は良好であったので術後7日目に軽快退院となった。
　本症例では麻酔終了時の半覚醒時にST上昇から心室性期外収縮、心室頻拍、VFとなったことから、冠攣縮性狭心症の発症が疑われた。

■■■ 設　問 ■■■

本症例における、心停止の原因としては何が考えられるか。（○△×）をつけよ。

1）臭化ブチルスコポラミンによる頻脈
2）スガマデクスによる心室細動（VF）
3）覚醒時の気管チューブによる交感神経刺激
4）半覚醒時の低換気状態からの高二酸化炭素血症による交感神経刺激

5）心室性期外収縮から心室頻拍症に至る状況で麻酔科上級医を呼ばなかったこと

1）臭化ブチルスコポラミンによる頻脈（○）

　腸吻合時には腸蠕動を抑制し良好な術野を得るために臭化ブチルスコポラミンが投与されることがある。臭化ブチルスコポラミンには副作用として抗コリン作用による頻脈がある。過去に本薬による頻脈が契機となって心停止を来したという報告例がある

2）スガマデクスによる心室細動（VF）（○）

　スガマデクス投与後数分以内にVF、心室頻拍、心停止、高度徐脈が現れることがある、とされている。

3）覚醒時の気管チューブによる交感神経刺激（○）

　覚醒時の浅麻酔状態で気管チューブによる刺激から頻脈となり、冠攣縮が起こった可能性がある。

4）半覚醒時の低換気状態からの高二酸化炭素血症による交感神経刺激（○）

　低換気から高二酸化炭素血症となり、交感神経刺激により頻脈となり、冠攣縮が起こった可能性がある。

5）心室性期外収縮から心室頻拍症に至る状況で麻酔科上級医を呼ばなかったこと（○）

　心室性期外収縮が散発し始めた時点で適切な治療を開始、あるいは脈のある心室頻拍症の段階で麻酔科上級医が駆けつけて、同期電気ショックを行っていれば、心停止には至らなかった可能性がある。

　冠攣縮性狭心症の原因としては、喫煙、飲酒、自律神経機能の異常などとされている。自律神経については交感神経、副交感神経いずれの刺激によっても冠攣縮が起こるとされている。

　本症例で使用されていた薬物の中で冠攣縮性狭心症が誘発されVFを引き起こしたとの報告があるのは、臭化ブチルスコポラミン（2例）、スガマデクス（1例）であった。よって今回この2つの薬物の投与を契機に冠攣縮を引き起こした可能性が示唆された。また、麻酔中に冠攣縮が起こる原因の一つに浅麻酔がある。デスフルランは覚醒が早い

ため、気管チューブの刺激が過剰な交感神経の興奮を起こして頻脈となり、冠攣縮が誘発された可能性がある。心停止を避けるためには、担当症例の異常を認識した時点で麻酔科上級医に報告することが重要である。

 異常を認識したら、まずは上級医に報告！

■■■ 本症例のポイント ■■■

　手術中に心停止に遭遇したらただちにCPRを開始して、心拍再開を目指さなければならない。応援と除細動器が確保できたら、ALSの治療法に従って質の高い胸骨圧迫を継続すべきである。手術室におけるCPRの特徴として、気管挿管されていることが多く、通常カプノグラフィや観血的動脈圧などのモニタリングがなされているので、これらを利用して胸骨圧迫の質の評価を行うべきである。
　また、手術室では患者情報や、術野からの情報や電解質などの血液データも入手できるので心停止の原因が検索しやすい。さらに手術室では、術野、非術野、外科医、麻酔科医、看護師などで蘇生における役割分担がある程度明確にできるので行動しやすい（表3）。
　これらの手術室におけるCPRの特徴も認識しながら、まずは心拍再開を目指すべきである。
　心拍再開が得られたら、ただちに呼吸、循環動態の適正化と原疾患に対する治療を開始しなければならない。
　これらを実行するには、日常からのトレーニングが必要である。CPRに関するさまざまな講習会などに参加して、いつ心停止に遭遇しても対応できるように準備しておくべきである。

表3 手術室におけるCPRの特徴

・患者情報（背景，既往歴，術前検査，合併症など）が豊富
・心停止の原因（大量出血，電解質異常）が予測しやすい
・気管挿管や声門上器具などの気道確保がされていることが多い
・蘇生の現場が術野と非術野に分かれる
・蘇生メンバーの役割分担がある程度明確である

【文　献】

1) American Heart Association. 体系的なアプローチ：BLSおよびACLSサーベイ．ACLSプロバイダーマニュアルAHAガイドライン2010準拠．東京：シナジー；2012. p.11-6.
2) Monica E, Mark S, Clifton W, et al. 2015 American Heart Association guidelines update for cardiopulmonary resuscitation and emergency cardiovascular care. Circulation 2015；132：S414-82.
3) American Heart Association. Advanced cardiovascular life support. 2015 Handbook of Emergency Cardiovascular Care for healthcare providers. American Heart Association：Dallas；2015. p.9-11.

（趙　崇至）

症例 13

Key Words
心電図異常
虚血性心疾患
冠動脈攣縮

症例経過 1

　69歳、男性、身長162 cm、体重60 kg。耳鳴の精査において右頸静脈孔に脳腫瘍を認め、左側臥位での頭蓋内腫瘍摘出術を予定した。1日20本（50年間）の喫煙歴があるが、心血管系疾患の既往歴はなかった。術前の血液検査、心電図に異常を認めなかった。

　モニターとして心電図（Ⅱ誘導）、観血的動脈圧、パルスオキシメータを使用した。プロポフォール目標制御注入（TCI）2.5 μg/mL、レミフェンタニル0.3 μg/kg/minで導入し、ロクロニウム50 mg静注後、気管挿管した。顔面神経モニター、舌咽神経モニターを行う予定のため、以後は筋弛緩薬を使用しなかった。右内頸静脈より中心静脈カテーテルを挿入後、左側臥位にし、手術を開始した。執刀時の血液ガス分析検査では、Pa_{O_2} 177 mmHg、Pa_{CO_2} 41 mmHg、pH 7.39、ナトリウム142 mEq/L、カリウム3.5 mEq/L、心電図（Ⅱ誘導）に異常を認めなかった（図1）。

設　問

　手術開始70分後に、顕微鏡下に硬膜を切開した。血圧85/61 mmHgであり、その後の心電図（Ⅱ誘導）が図2のように変化した。

　この時点で行うべき対応は何か。（○△×）をつけよ。

　　1）何もせずに経過をみる
　　2）人を集める
　　3）麻酔科指導医に報告する
　　4）手術を中止する

1）何もせずに経過をみる（×）
　　心電図のST上昇は貫壁性心筋虚血を示唆する。Ⅱ誘導のST上昇は

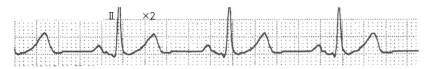

図1　症例経過1：心電図

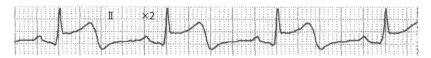

図2　症例経過1（設問）：心電図

急性下壁梗塞、冠動脈攣縮性狭心症、たこつぼ心筋症など危機的な疾患の可能性がある。今までに心血管系の既往がなくても、心電図ST上昇は原因検索と対応が必要である。

2）人を集める（◯）

3）麻酔科指導医に報告する（◯）

　麻酔科医として、1人では短時間に状況を改善させることは困難であることに留意する。早めに人を集め、指導医に報告する。

4）手術を中止する（△）

　脳外科医には必ず状況を報告する。必要であれば、手術の一時中断を考慮する。

麻酔中の心電図Ⅱ誘導モニターでのST上昇の要因

① 急性心筋梗塞、冠動脈攣縮性狭心症に伴う下壁の貫壁性心筋虚血
　ST上昇誘導：Ⅱ、Ⅲ、aV_F。責任動脈は右冠動脈が多く、左冠動脈回旋枝や左冠動脈前下行枝優位で下壁を灌流する場合もある（wrapped LAD）[1]。

② たこつぼ型心筋症
　aV_L、V_1 誘導ではST上昇しがたい。

③ 急性心膜炎
　広範な誘導（aV_R以外の全誘導）でST上昇

④ 低体温

手術時の低体温（特に32℃以下）によって、QRS終末部にJ波が出現し虚血性ST上昇に類似する。
⑤ その他
高カリウム血症、急性肺性心、急性脳血管障害など

心電図Ⅱ誘導のST上昇は一刻を争う緊急事態であり、麻酔科医は脳外科医や他のスタッフに状況を知らせ今後の対応を指示しなければならない！

症例経過 2

術前の心電図に異常がなく、手術操作により発症していることから、本症例では冠動脈攣縮、急性心筋梗塞が疑われた。

■ 設　問 ■

確定診断のために次に行うべき検査は何か。（○△×）をつけよ。
1）12誘導心電図検査
2）経胸壁心エコー検査
3）経食道心エコー検査
4）血液ガス分析検査、CK-MB、トロポニンⅠあるいはT、電解質検査
5）心臓カテーテル検査

1）12誘導心電図検査（○）
　　心電図Ⅱ誘導以外の誘導での心電図変化を確認するのは有用である。心筋虚血の局在を知ることによって心筋虚血領域を判断でき、局在のない心膜疾患や電解質異常などを除外できる。
2）経胸壁心エコー検査（○）
　　冠攣縮による貫壁性心筋虚血が生じた場合、心電図ST上昇出現よりも早期から左室収縮低下が認められるため、心エコーはより早期に心筋虚血領域を検出しうる。Ⅱ誘導のST上昇であれば下壁梗塞に伴う右室梗塞合併の有無、さらに虚血の範囲や程度を診断できることから、心機能評価や心不全予測も可能となる。一方、心電図が変化して

も、虚血性心疾患以外の心膜疾患や電解質異常などの直接心収縮に影響しない状況もあり、経胸壁心エコー検査は診断確定に極めて重要な情報を与える。

3）経食道心エコー検査（△）

有用ではあるが、体位的に困難かもしれない。必要があれば、手術を一時中止して施行する。

4）血液ガス分析検査、CK-MB、トロポニンIあるいはT、電解質検査（○）

突然の心電図ST上昇を発見した場合、それ以前から存在していた心電図変化を見落としていた可能性がある。血液検査のCK-MB、トロポニンIあるいはTの上昇には1時間以上の虚血が必要であるが、今後の経過観察に重要である。

血液ガス分析検査では、主に心電図のST変化の要因となる低酸素血症、高二酸化炭素血症の有無と、電解質異常について確認する。

5）心臓カテーテル検査（△）

手術中のため不可能である。循環器内科医に連絡して、カテーテル室が使用可能かを確認し、経過によっては手術を中止して、心臓カテーテル検査を行う。

手術中の突然のST変化を認めたら速やかに原因検索を行う！

症例経過3

12誘導心電図Ⅱ、Ⅲ、aVFでST上昇を認めた。

設　問

治療として行うべきことは何か。（○△×）をつけよ。

1）硝酸薬（硝酸イソソルビド、ニトログリセリン）を投与する
2）カルシウム拮抗薬を投与する
3）ニコランジルを投与する
4）輸液を準備する

解説

1）硝酸薬（硝酸イソソルビド、ニトログリセリン）を投与する（○）

　診断のための検査と同時に、治療も並行して行う。硝酸薬は冠動脈攣縮に対して発作解除の第一選択薬であり、静脈内投与が可能である（硝酸イソソルビド 2.5～5 mg またはニトログリセリン 50～200 μg を静注）。硝酸薬は冠動脈以外にも動静脈をともに拡張し前負荷と後負荷を軽減するために、血圧低下を来す可能性がある。

　たとえ心筋梗塞や冠動脈攣縮性狭心症以外の疾患に硝酸薬を投与したとしても、対処不能な副作用はないと考えられ、硝酸薬投与を躊躇してはならない。一方、硝酸薬は耐性を生じやすい薬物であり発作予防として持続注入する際には注意が必要である。

2）カルシウム拮抗薬を投与する（△）

　カルシウム拮抗薬は血管平滑筋細胞内への Ca^{2+} 流入を抑制し、冠動脈攣縮予防の第一選択薬である。冠動脈拡張によって酸素供給量を増加させるとともに、末梢動脈拡張により後負荷を軽減させるため、血圧管理にも有用である[2]。しかし硝酸薬による発作時の治療を行ったのちに、あくまで予防薬として硝酸薬と併用する。

3）ニコランジルを投与する（△）

　ニコランジルは、K^+ チャネル開口作用と硝酸薬の作用を併せもち、選択的な冠動脈拡張作用と抗冠動脈攣縮作用を有する。発作解除に用いられることもあるが、基本的にはカルシウム拮抗薬と同様な冠動脈攣縮予防薬である。カルシウム拮抗薬とは異なる薬理作用を有するため併用することも多い。血圧、心拍数、心機能に影響が少ないのが利点である。

4）輸液を準備する（△）

　左心機能のみを考慮した場合にはただちに輸液の必要はなく、過剰輸液がかえって心臓循環動態を悪化させ肺うっ血を来す可能性がある。しかし、硝酸薬投与は冠動脈だけでなく動静脈ともに拡張して前後負荷軽減するために血圧低下を来す場合がある。さらに責任動脈が右冠動脈の際には右室梗塞の合併を常に考慮すべきで、右室梗塞に硝酸薬を投与すると重篤な血圧低下をまねくため、輸液が治療の原則となる。そのため輸液の準備は必要である。

冠動脈攣縮発作に対して、硝酸薬は静注可能で即効性に優れ安全性も認められている。一方、耐性があり持続注入していると効果が減弱してくる可能性があるため、発作解除すればカルシウム拮抗薬やニコランジルを積極的に併用すべきである。

　麻酔中は常に緊急状態である！トラブルに際して限られた情報を基に確定診断は得られなくても最悪状態の回避を目指して治療すべきである！
　心電図Ⅱ誘導でST上昇をみた場合、確定診断は得られなくても麻酔科医はただちに硝酸薬を静注すべきである！

症例経過 4

　その後、硝酸イソソルビド 2.5 mg 静脈投与し収縮期血圧が 100 mmHg 台から 70 mmHg に低下した。

設　問

このときの行うべき対応は何か。（○△×）をつけよ。
1）輸液を行う
2）エフェドリンを投与する
3）フェニレフリンを投与する
4）ノルアドレナリンを投与する
5）アドレナリンを投与する

1）輸液を行う（○）
　硝酸イソソルビド投与により動静脈ともに拡張して前後負荷軽減した結果、血圧が低下した可能性がある。頸静脈怒張や静脈圧が高くなければただちに輸液速度を上げるべきである。たとえ頸静脈怒張があり静脈圧が高い場合であっても、右室梗塞合併があれば迅速な輸液が必要である。

2）エフェドリンを投与する（×）

　血圧低下への対処は必要であるが、α受容体刺激だけでなくβ₁受容体刺激作用があるため急性虚血心への投与は適さない。

3）フェニレフリンを投与する（○）

　α受容体刺激が主作用でありβ₁受容体刺激作用は少ないため、血圧低下に適する。

4）ノルアドレナリンを投与する（○）

　0.05 μg/kg/min以上の濃度で使用すればα受容体刺激が優位のカテコールアミンであり、最大の昇圧効果を有する。

5）アドレナリンを投与する（×）

　α受容体刺激だけでなくβ受容体刺激作用が大きく、心電図のST上昇時には催不整脈作用によって心室性不整脈を誘発する可能性があるため投与すべきではない。

　硝酸薬投与後の血圧低下、さらに下壁梗塞に右室梗塞の合併を疑う場合には、静脈圧が高くても輸液速度を上げる必要がある。緊急時の昇圧薬としては効果の確実なノルアドレナリンが第一選択薬と考えられる。フェニレフリンも使用可能であるがノルアドレナリンに比べて不確実である。冠血管攣縮はα受容体刺激が誘因となる場合があるが、硝酸薬投与後のノルアドレナリン投与であれば問題はないと考えられる。冠血管攣縮予防の観点からも血圧維持は重要である。

硝酸イソソルビド投与時は低血圧に注意する！

症例経過 5

　血圧低下に対しフェニレフリン0.1 mgを2回投与したが効果なく、心電図が心室細動となった（図3）。

■■■ 設　問 ■■■

この時点でただちに行うべき対応は何か。（○△×）をつけよ。

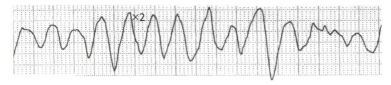

図3　症例経過5：心電図

1）再度人を集める
2）胸骨圧迫を試みる
3）除細動を試みる
4）アドレナリン1 mg 静注する
5）術者に報告し、閉創と仰臥位への体位変換を依頼する

1）再度人を集める（○）
2）胸骨圧迫を試みる（○）
3）除細動を試みる（○）

　心電図モニター波形が心室細動や無脈性心室頻拍の際には、迅速に電気的除細動を行う。電気的除細動は、高エネルギーの通電〔単相性で360ジュール（J）、二相性で120〜200 J〕で行う。冠動脈攣縮の場合は、除細動の前に硝酸薬投与が必須である。除細動は側臥位のままでも試みるべきである。

4）アドレナリン1 mg 静注する（△）

　心電図は心室細動波形であり、心拍出がなくなり血圧測定不能になった。心肺蘇生に続いて1回目の除細動を行い、リズムチェック後も心室細動が継続していれば、2回目の除細動前後にアドレナリン1 mgを投与する。一方、心静止や無脈性電気活動停止では除細動が無効であり、ただちに心肺蘇生を開始してアドレナリン1 mgを3〜5分ごとに投与する。

　心肺蘇生と除細動の必要性を術者ならびに周囲の医療スタッフに周知する。側臥位のままでは、心肺蘇生は困難であり、速やかに閉創して体位変換する。

5）術者に報告し、閉創と仰臥位への体位変換を依頼する（○）

　心肺蘇生の胸骨圧迫は仰臥位で有効な心拍出が得られる。

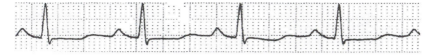

図4 症例経過6：心電図

 体位を速やかに仰臥位に戻して胸骨圧迫を行う。心室細動に対しては除細動が必須である。

 患者の急変時には術者を含めたチームでの対応が必要である！

症例経過6

術者に閉創を依頼し、心室細動から約1分後に仰臥位とした。胸骨圧迫を開始し、除細動〔200ジュール（J）〕を行い、心拍が再開した。さらに硝酸イソソルビド 0.2〜0.5 μg/kg/min、ジルチアゼム 2 μg/kg/min の持続投与を行い、心電図はサイナスリズムとなった（図4）。

設 問

この時点で行うべき対応は何か。（○△×）をつけよ。
1）手術を再開
2）経胸壁心エコー検査
3）経食道心エコー検査
4）心臓カテーテル検査
5）血液ガス分析検査

 1）手術を再開（×）

心電図の ST 上昇が改善したとしても、ST 低下が残存した状態では心内膜下虚血を否定できない。心室細動に対し心肺蘇生を行いながら除細動をして心拍再開したとしても循環動態が安定したわけではなく、手術の再開は危険である。後日の再手術を予定するほうが安全で

表1　冠動脈攣縮を引き起こす要因

- β遮断薬
- 血管収縮薬
- 喫煙
- 飲酒
- 耐糖能異常
- 麻酔中の低血圧
- 麻酔中の過換気
- ストレス

ある。

2）経胸壁心エコー検査（○）

左室壁運動の異常や右室梗塞の評価を行う際に、簡便で必要な情報が得られる。

3）経食道心エコー検査（○）

心停止中に胸骨圧迫を行っている間も心臓観察が可能である。経胸壁心エコーは人工陽圧呼吸管理下では胸壁と心臓の間に肺が入り込み十分な画像が得難くなることが多い。一方、経食道心エコーは肺を介さず心臓後方から直接に画像が得られる。しかし経食道心エコーは左室壁収縮に関して全領域のチェックは可能でないため、限界があることに留意する。

4）心臓カテーテル検査（○）

心臓カテーテル検査で、冠動脈の有意狭窄の有無や左室壁運動を評価する。今回、冠動脈に有意狭窄はなく、冠動脈攣縮と診断した。

5）血液ガス分析検査（○）

電解質異常など不整脈の原因となる状態を確認するのにも有用である。

心肺蘇生や心室細動に対して除細動をして心拍再開した場合、心臓の精密検査を行い、改めて手術の予定を立てるべきである。補助薬にジルチアゼムとニコランジルを投与する。

＜冠動脈攣縮とは（表1）＞

冠動脈攣縮とは、心臓の表面を走行する比較的太い冠動脈が一過性

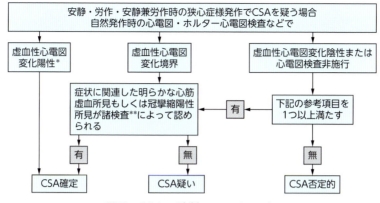

図 5　CSA の診断フローチャート

*：明らかな虚血性変化とは，12 誘導心電図にて，関連する 2 誘導以上における一過性 0.1 mV 以上の ST 上昇または 0.1 mV 以上の ST 下降か陰性 U 波の新規出現が記録された場合とする．虚血性心電図変化が遷延する場合は急性冠症候群のガイドラインに準じ対処する．

**：心臓カテーテル検査における冠動脈攣縮薬物誘発試験，過換気負荷試験などを指す．なお，アセチルコリンやエルゴノビンを用いた冠動脈攣縮薬物誘発試験における冠動脈造影上の冠動脈攣縮陽性所見を「心筋虚血の徴候（狭心痛および虚血性心電図変化）を伴う冠動脈の一過性の完全または亜完全閉塞（＞90％狭窄）」と定義する．

に異常に収縮した状態と定義される。冠動脈が攣縮により、完全またはほぼ完全に閉塞されると、その灌流領域に貫壁性の虚血が生じ、その結果、心電図上 ST 上昇を伴う狭心症発作が起こる。冠動脈が攣縮により、不完全に閉塞されるか、またはびまん性に狭小化される場合、あるいは攣縮により完全に閉塞されても末梢に十分な側副血行路が発達している場合は非貫壁性の虚血が生じ、ST 下降を伴った狭心症発作が起こる。

　これらの病態をまとめて、冠動脈攣縮により生じる狭心症という意味で冠動脈攣縮性狭心症（CSA）という。狭心症発作時の ST 上昇を特徴とする異型狭心症も冠動脈攣縮性狭心症の一つである。急性冠症候群の発症における冠動脈攣縮の関与の機序も解明されつつある。

＜冠動脈攣縮の診断（図 5）＞

　硝酸薬により速やかに消失する狭心症様発作で、以下の 4 つの項目のどれか 1 つが満たされれば冠動脈攣縮疑いとする。

　①（特に夜間から早朝にかけて）安静時に出現する。

②運動耐容能の著明な日内変動が認められる（早朝の運動能の低下）。
③過換気（呼吸）により誘発される。
④カルシウム拮抗薬により発作が抑制されるがβ遮断薬では抑制されない。

症例経過 7

発症から10時間後に循環動態が安定したため抜管した。意識レベルはクリアで、四肢麻痺は認められなかった。3日後、創部の再縫合術を全身麻酔下に行い、術中の冠動脈攣縮の再発はなく手術終了した。

■■■ 設　問 ■■■

周術期冠動脈攣縮を引き起こす誘因は何か。（○△×）をつけよ。
1）β遮断薬
2）カルシウム拮抗薬の中断
3）麻酔中の過換気
4）麻酔中の低血圧
5）浅い全身麻酔

（本症例のポイント参照）

1）β遮断薬（○）
2）カルシウム拮抗薬の中断（○）
3）麻酔中の過換気（○）
4）麻酔中の低血圧（○）
5）浅い全身麻酔（○）

本症例のポイント

　冠動脈攣縮の診断は、心電図上ST上昇の現れる症例が多いがST低下例もある。周術期に発生した冠動脈攣縮には硝酸薬が著効し、死亡例はまれとされる。しかし、冠動脈攣縮発生例のうち30％に徐脈、完全房室ブロック、心室頻拍、心停止など致死的不整脈に進展し、20％の症例で心肺蘇生や除細動を要したとの報告もある[3]。したがって、麻酔科医は冠動脈攣縮の診断、治療について熟知しておく必要がある。本症例でも、同様の経過をたどっている。特にそれが、硬膜外腔への局所麻酔薬投与に起因する低血圧発生や麻酔中の過換気に伴う呼吸性アルカローシス、術中操作による迷走神経刺激、エルゴタミンなどの子宮収縮薬投与を契機に突如出現したST上昇であれば、冠動脈攣縮の発症を疑うべきである[3,4]。

　さらに、CSAは運動負荷により誘発される場合があることが知られている。このときβ遮断薬により冠動脈攣縮は誘発されやすくなり、α遮断薬により誘発が抑制されるためエフェドリンやノルアドレナリンは冠動脈攣縮を誘発する危険がある。術前の問診では4 METs以上の運動耐容能があり胸痛がないことを確認すべきである[5]。不可能ならば術前に運動負荷心電図を実施することが望ましい。冠動脈攣縮再発予防に点滴投与したカルシウム拮抗薬は中断すると冠動脈攣縮発作を再発する危険があり、抜管後に経口摂取開始時点で経口投与に切り替えて継続する必要がある。

【文　献】

1) Sasaki K, Yotsukura M, Sakata K, et al. Relation of ST-segment changes in inferior leads during anterior wall acute myocardial infarction to length and occlusion site of the left anterior descending coronary artery. Am J Cardiol 2001 ; 87 : 1340-5.
2) Yasue H, Takizawa A, Nagao M, et al. Long-term prognosis for patients with variant angina and influential factors. Circulation 1988 ; 78 : 1-9.
3) 張　京浩, 花岡一雄. 非心臓手術における術中冠動脈攣縮の病態と治療. 麻酔 2004 ; 53 : 2-9.
4) 二川晃一, 諏訪一郎, 奥田隆彦ほか. 周術期における冠動脈攣縮. 麻酔と蘇生 2005 ; 41 : 47-53.
5) Fleisher LA, Fleischmann KE, Auerbach AD, et al. 2014 ACC/

AHA guideline on perioperative cardiovascular evaluation and management of patients undergoing noncardiac surgery : a report of the American College of Cardiology/American Heart Association Task Force on practice guidelines. J Am Coll Cardiol 2014 ; 64 : e77-137.
6) 2006-2007年度合同研究班報告（日本循環器学会，日本冠疾患学会，日本胸部外科学会ほか）．循環器病の診断と治療に関するガイドライン．冠攣縮性狭心症の診断と治療に関するガイドライン．冠動脈攣縮性狭心症（CSA）の診断フローチャート．http://www.j-circ.or.jp/guideline/pdf/JCS2008_ogawah_h.pdf（2016年6月閲覧）

（島本　葉子）

症例 14

Key Words
中心静脈穿刺
穿刺部位
動静脈血の鑑別

症例経過 1

　60歳、男性、身長170 cm、体重85 kg。食道がんに対して、胸腔鏡補助下食道切除術が予定された。長期間の喫煙歴とアルコールの多飲酒歴を指摘されているが、呼吸器検査や肝機能検査に異常は認めなかった。術者の希望により、手術終了後に中心静脈穿刺による中心静脈カテーテルの挿入が予定された。

設 問

中心静脈カテーテルを挿入する血管として、適正な部位はどこか。（○△×）をつけよ。

1）内頸静脈
2）鎖骨下静脈
3）大腿静脈
4）（尺側皮静脈などの）末梢静脈
5）外頸静脈

1）内頸静脈（△）
　食道がん術後の中心静脈カテーテル留置は長期留置の可能性がある。内頸静脈からの留置は、手術後の体位変換時にカテーテルの長さが変わりやすい。そのため、内頸静脈からのカテーテル留置は適さない。内頸静脈は短期間の留置として適切な部位である。

2）鎖骨下静脈（○）
　鎖骨下静脈からのカテーテル留置は、カテーテルの固定がよく、感染のリスクが最も低いことから本症例では適切な部位と考える。

> **メモ1** 末梢挿入型中心静脈カテーテル留置（PICC）
>
> 肘部皮静脈から中心静脈カテーテルを挿入することにより、通常の中心静脈穿刺よりも挿入合併症が少ないうえに感染率も低く、CDCガイドラインにおいても頻回かつ持続的なアクセスを必要とする症例に推奨されている[2]。今後使用が拡大すると思われる。欠点として、内径が細く流量が得難いこと、素材が柔らかいために損傷に注意が必要なこと、中心静脈圧測定には向かないことなどが挙げられる。

3）大腿静脈（△）

感染のリスクが高い大腿静脈からのカテーテル留置は、本症例では適さない。

4）（尺側皮静脈などの）末梢静脈（○）

尺側皮静脈などの肘の静脈からカテーテルを挿入して、上大静脈にカテール先端を留置する末梢挿入型の中心静脈カテーテル留置のことである（メモ1）。動脈穿刺、気胸、血胸や感染などの中心静脈カテーテルに関連する合併症の発生頻度を低下するといわれており[1]、長期留置に適している。ただし、長期投与による静脈炎・血管閉塞のリスクがある。

5）外頸静脈（×）

長期留置が難しいことやカテーテルの挿入が難しいことを考慮すると、本症例の適応は低い。

中心静脈穿刺は、中心静脈にカテーテルを挿入し輸液管理、栄養管理や、循環作動薬の投与を行ったり、術中のモニタリングを行うための重要な手技である。穿刺部位として、設問1）〜5）の部位が主に挙げられる。穿刺を安全に行うことができる部位として内頸静脈が挙げられるが、術後頻回に頸部を動かすことによりカテールがずれる危険性がある。

太い大腿静脈からのカテーテルの挿入は容易であるといわれるが、長期留置による感染の危険性が高いために挿入は躊躇される。鎖骨下静脈穿刺によるカテーテルの挿入は、カテーテルの固定も安定してお

り、感染の危険性も低いために長期留置に適している。

＜まとめ＞
① 中心静脈穿刺によるカテーテル留置は重要な手技である。
② 最も穿刺が行いやすい部位は内頸静脈である。
③ 長期留置の問題点の一つとして感染がある。
④ 大腿静脈によるカテーテル留置は感染の危険性が高い。
⑤ 長期留置に適している部位は鎖骨下静脈である。

 中心静脈穿刺による穿刺部位は、いくつか選択できる。各部位にそれぞれ特徴があるために、挿入前に適切な挿入部位を検討する！

症例経過2

手術が予定どおりに終了し、鎖骨下静脈穿刺による中心静脈カテーテル挿入が予定された。

■■■ 設　問 ■■■

穿刺前の対応は何か。(○△×)をつけよ。
1) 手術が終了したので、モニタリングは必要ない
2) 超音波機器を準備する
3) マスク、キャップ、滅菌グローブや滅菌ガウンなどの高度無菌バリアプレコーションに準じて穿刺を行う
4) 穿刺の安全性を高めるために、ニードルガイドを使用する
5) 患者を頭低位にする

1) 手術が終了したので、モニタリングは必要ない（×）
　　手術後、患者の安全性が確保されるまではモニタリングを続ける。
2) 超音波機器を準備する（○）
　　超音波ガイド下で穿刺することにより、合併症を低下することができる。

> **メモ2** 高度無菌バリアプレコーションとは
>
> 　感染症を予防する目的で、中心静脈カテーテル留置時に滅菌ガウンや手袋、キャップを着用して、全身用ドレープを使用することにより感染症の予防を行うことである。中心静脈穿刺時に高度無菌バリアプレコーションを行うことによって、感染症が低下していることが報告されている[3]。

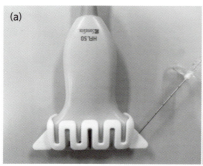
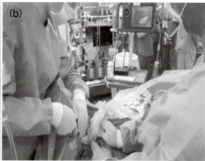

図1　ニードルガイド
(a) 穿刺角度を自由に決めることができるニードルガイド（SVA-H5001、フジメディカル）
(b) ニードルガイドを使用しての実際の穿刺風景

3）マスク、キャップ、滅菌グローブや滅菌ガウンなどの高度無菌バリアプレコーションに準じて穿刺を行う（○）

　高度無菌バリアプレコーション（メモ2）に準じて中心静脈穿刺を行うことによりカテーテル関連の感染は低下する。

4）穿刺の安全性を高めるために、ニードルガイドを使用する（○）

　近年、血管穿刺におけるニードルガイドの使用が強く推奨されている（図1）。

5）患者を頭低位にする（○）

　トレンデレンブルグ位やバルサルバ法（メモ3）を行うことにより、静脈還流が増加して血管の虚脱は予防できる。

> **メモ3** バルサルバ（Valsalva）法とは
>
> 息ごらえを行うことである。息ごらえを行うことにより、胸腔内圧が上昇し静脈還流量が低下する。その結果、内頸静脈が太くなり穿刺しやすくなるといわれている。

日本麻酔科学会・安全委員会は、中心静脈を安全に穿刺・管理する手引書"安全な中心静脈カテーテル挿入・管理のための手引き2009"を発表しており[4]、一般的なカテーテル挿入法が記載されている。その中でも穿刺中のモニタリングは推奨されている。

近年、中心静脈穿刺時に超音波を使用することはあたりまえになってきている。超音波ガイド下で行うことにより、① 解剖学的異常の発見、② 穿刺に伴う合併症の低下、③ 成功率の上昇、④ 施行時間の短縮など、有効性が報告されている[5,6]。

米国疾病管理予防センター（CDC）に準じて、高度無菌バリアプレコーションで中心静脈穿刺を行うことにより、カテーテル関連の合併症は低下することがわかっている[4]。穿刺者だけではなく介助する医師にも高度無菌バリアプレコーションを行う。

超音波ガイド下で中心静脈穿刺をより安全に行うために、ニードルガイドは手技中の技術を安定させる[7]。

＜まとめ＞
① 中心静脈穿刺を行うときは、"安全な中心静脈カテーテル挿入・管理のための手引き2009"に準じて行う。
② ランドマークと比較して超音波ガイド下で中心静脈穿刺を行うと、安全かつ正確に穿刺することができる。
③ 中心静脈穿刺は、高度無菌バリアプレコーションで行う。

中心静脈穿刺を行うときは、必ず超音波機器を使用する！

症例経過3

超音波ガイド下にて鎖骨下静脈穿刺を行った。

■■■ 設 問 ■■■

穿刺時の対応は何か。（○△×）をつけよ。
1）穿刺針が超音波画像で静脈内に確認できれば、ガイドワイヤーを挿入するときに超音波画像で確認する必要がない
2）穿刺針からの血液の逆流で動静脈血の判別ができる
3）血液ガス分析により動静脈血の判別ができる
4）血管内圧測定が動静脈血の判別に最も確実な方法である
5）中心静脈カテーテル挿入後は、必ず胸部X線検査を行う

1）穿刺針が超音波画像で静脈内に確認できれば、ガイドワイヤーを挿入するときに超音波画像で確認する必要がない（×）

ガイドワイヤー挿入時のトラブルも報告されているために、できるかぎり超音波でガイドワイヤーを確認する。

2）穿刺針からの血液の逆流で動静脈血の判別ができる（△）

血圧の低い患者では判別できない。また、吸入酸素濃度が高ければ静脈血も赤く見えるため色での判別も困難である。

3）血液ガス分析により動静脈血の判別ができる（△）

酸素化が悪い状態や100％酸素で人工呼吸管理をしている患者には判別できない。しかし、迷った場合には試みてもよい。

4）血管内圧測定が動静脈血の判別に最も確実な方法である（○）

最も確実な方法である。ただし、圧モニターの準備が必要である。

5）中心静脈カテーテル挿入後は、必ず胸部X線検査を行う（○）

カテーテルの先端位置の確認や気胸などの合併症の発見に有効である。

超音波ガイド下による中心静脈穿刺は、穿刺針の位置確認だけではなくガイドワイヤー挿入時もできるかぎりリアルタイムで確認する。というのも、穿刺針が静脈からずれている場合やガイドワイヤー挿入時に静脈解離を引き起こす可能性がある[8,9]。ガイドワイヤー挿入後

表1 動静脈血の判別法

判別法	長所	短所
穿刺針からの血液の逆流状態	容易	ショック患者では鑑別困難
血液色	容易	低酸素血症，中毒や重度貧血では鑑別困難
血液ガス分析	有効	多少の時間がかかる
血管内圧測定	安全・有効で最も確実	圧モニターの準備が必要

〔日本麻酔科学会安全委員会麻酔手技における事故防止対策調査ワーキンググループ編. 安全な中心静脈カテーテル挿入・管理のための手引き. 2009. http://www.anesth.or.jp/guide/pdf/kateteru_20090323150433.pdf（2016年6月閲覧）より引用〕

は、ワイヤーが静脈内にあること、中枢へ向かっていることを確認する。

中心静脈穿刺後の動静脈血の判別法として、ほとんどの症例で穿刺針からの血液の逆流状態や血液の色により判断できる。ただし、血圧が停止している患者、酸素化能が低下している患者、異常ヘモグロビン症患者や100％酸素で人工呼吸管理している患者では判別できない。判別法として最も有効な方法は血管内圧測定である（表1）。動静脈血のフローチャート（図2）を使用することを勧める。

中心静脈カテーテル挿入後は、必ず胸部X線検査を行う。カテーテルの先端が上大静脈内にあること、肺の虚脱（気胸）や皮下気腫がないことを確認する。

＜まとめ＞
① 中心静脈穿刺の一連の操作を、できるかぎり超音波ガイド下にて行う。
② 血管内圧測定が動静脈血の判別に最も確実な方法である。
③ 穿刺後は必ず胸部X線検査を行う。

中心静脈穿刺後は、動静脈血の判別を必ず行う！

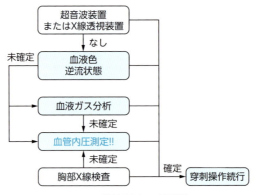

図2 動静脈血の判別法
〔日本麻酔科学会安全委員会麻酔手技における事故防止対策調査ワーキンググループ編. 安全な中心静脈カテーテル挿入・管理のための手引き. 2009. http://www.anesth.or.jp/guide/pdf/kateteru_20090323150433.pdf（2016年6月閲覧）より改変引用〕

症例経過 4

　数回の穿刺の後に鎖骨下静脈穿刺、鎖骨静脈に中心静脈カテーテルが挿入された。挿入後、胸部X線検査を行い、カテーテルの位置と気胸の有無を確認し異常がなかったので、気管挿管の状態でICUに帰室した。

　ICUに帰室後から、血圧が徐々に低下し脈拍は上昇している。ドレーンからの排液は少ない。

設問

今後の対応は何か。（○△×）をつけよ。

1) ドレーンからの排液が少ないため、経過観察する
2) 輸液を行う
3) 胸部X線検査を再度行う
4) 鎖骨下静脈の損傷による循環血液量低下も疑う
5) 鎖骨下動脈を損傷している可能性があるため、上級医や血管外科医にすぐ相談する

 1) ドレーンからの排液が少ないため、経過観察する（×）
　循環血液量が減少していることは予測できるために、経過観察には

表2 中心静脈カテーテルによる合併症

	頻度（%）		
	内頸静脈	鎖骨下静脈	大腿静脈
動脈穿刺	6.3〜9.4	3.1〜4.9	9.0〜15.0
血腫	〜2.2	1.2〜2.1	3.8〜4.4
血胸	—	0.4〜0.6	—
気胸	〜2.2	1.5〜3.1	—
全体	6.3〜11.8	6.2〜10.7	12.8〜19.4

〔日本麻酔科学会安全委員会麻酔手技における事故防止対策調査ワーキンググループ編．安全な中心静脈カテーテル挿入・管理のための手引き．2009．http://www.anesth.or.jp/guide/pdf/kateteru_20090323150433.pdf（2016年6月閲覧）より引用〕

しない．

2）輸液を行う（○）

　血圧が低下している状態においては、まず輸液を行う。

3）胸部X線検査を再度行う（○）

　緊張性気胸や血気胸になっていないかを確認する．特に循環動態が破綻している場合は、気胸は強く疑う。

4）鎖骨下静脈の損傷による循環血液量低下も疑う（○）

　静脈損傷による循環血液量低下も考慮する．止血・凝固系に異常がある症例には可能性が高い。

5）鎖骨下動脈を損傷している可能性があるため、上級医や血管外科医にすぐ相談する（○）

　今回の原因として中心静脈穿刺時に引き起こした鎖骨下動脈の損傷による循環血液量減少が考えられるため、上級医や血管外科医と治療方針を早期に相談する。

　ランドマーク法から超音波ガイド下に行われるようになった中心静脈穿刺であるが合併症は完全にはなくならない。日本麻酔科学会・安全委員会は中心静脈（内頸静脈、鎖骨下静脈、大腿静脈）穿刺時に発生する動脈穿刺や気胸などの合併症の発生率は表2のように報告している。動脈穿刺の発生率は、内頸静脈や大腿静脈と比較して鎖骨下静脈は低いと報告されているが、動脈穿刺後の動脈圧迫法は難しい。そ

のため穿刺後1時間は、バイタルサインの測定は必須であると考える。バイタルサインに異常が発生したら、刺入部のチェックや胸部X線の再検査を躊躇しない。

＜まとめ＞
① 中心静脈穿刺後1時間のバイタルサインの測定は必須である。
② バイタルサインに異常があれば、刺入部のチェックや胸部X線検査を行う。
③ バイタルサインの異常には原因があると考え、必ず原因を上級医や他科の医師と相談する。

中心静脈穿刺後のバイタルサインの異常は、原因検索を行う！

本症例のポイント

中心静脈穿刺は、中心静脈にカテーテルを挿入し輸液管理、栄養管理、循環作動薬の投与を行ったり、術中のモニタリングを行うための重要な手技である。ただし、重篤な合併症を引き起こす可能性もあるため、穿刺前に穿刺部位の選択を推敲し、超音波ガイド下にて行う。穿刺後は、合併症の早期発見のために患者のモニタリングを怠らないことが重要である。モニタリングに異常が発生すれば早期に原因を検索し、必要な処置を行う。

本症例では、胸部X線検査で血胸の所見を指摘され、胸腔ドレナージの治療を行った。

【文 献】

1) Crnich CJ, Maki DG. The promise of novel technology for the prevention of intravascular device-related bloodstream infection. Ⅱ. Long-term devices. Clin Infect Dis 2002 ; 34 : 1362-8.
2) 森兼啓太, 森澤雄司, 操 華子ほか. 末梢挿入型中心静脈カテーテルと従来の中心静脈カテーテルの多面的比較. 日本環境感染学会誌 2009 ; 24 : 325-31.
3) Sherertz RJ, Ely EW, Westbrook DM, et al. Education of physicians-in-training can decrease the risk for vascular catheter infec-

tion. Ann Intern Med 2000 ; 132 : 641-8.
4) 日本麻酔科学会安全委員会麻酔手技における事故防止対策調査ワーキンググループ編. 安全な中心静脈カテーテル挿入・管理のための手引き. 2009. http://www.anesth.or.jp/guide/pdf/kateteru_20090323150433.pdf（2016年6月閲覧）
5) Wu SY, Ling Q, Cao LH, et al. Real-time two-dimensional ultrasound guidance for central venous cannulation : a meta-analysis. Anestheisology 2013 ; 118 : 361-75.
6) Rupp SM, Apfelbaum JL, Blitt C, et al. American Society of Anesthesiologists Task Force on Central Venous Access. Practice guidelines for central venous access : a report by the American Society of Anesthesiologists Task Force on Central Venous Access. Anesthesiology 2012 ; 116 : 539-73.
7) Tokumine J, Lefor AT, Yonei A, et al. Three-step method for ultrasound-guided central vein catheterization. Br J Anaesth 2013 ; 110 : 368-73.
8) Morimoto Y, Tanaka E, Shimamoto Y, et al. Dissection of the posterior wall by guide-wire during internal jugular vein catheterizeation. J Anesth 2015 ; 29 : 289-91.
9) Ueshima H, Mieda T, Ichikawa Y, et al. A case of internal jugular vein dissection that occurred during central venous catheter insertion. J Clin Anesth 2014 ; 26 : 250-1.

〈上嶋　浩順〉

症例 15

Key Words
中心静脈穿刺
機械的合併症
教育体制

症例経過 1

　55歳、男性、身長160 cm、体重85 kg。重症大動脈弁狭窄症に対して、大動脈弁置換術が予定された。5年前に頸部腫瘍を指摘され、頸部郭清術と放射線療法が行われている。現在糖尿病を指摘されており、経口血糖降下薬でコントロールは良好である。担当麻酔科医は3年目の後期研修医と専門医である。

　全身麻酔導入後に気管挿管を行い、その後経食道心エコープローブを挿入した。内頸静脈から中心静脈カテーテルを挿入する場面になった。

設問

中心静脈穿刺時に合併症を引き起こす危険因子は何か。（○△×）をつけよ。

1) 55歳、男性
2) 160 cm、85 kg
3) 頸部郭清術、放射線療法
4) 糖尿病
5) 担当麻酔科医は3年目の後期研修医と中心静脈穿刺の経験が豊富な麻酔科専門医

---

1) **55歳、男性（×）**
　この年齢や性別では影響しない。
2) **160 cm、85 kg（○）**
　肥満は機械的合併症を引き起こす危険因子となる。
3) **頸部郭清術、放射線療法（○）**
　局所放射線療法により皮膚炎症状が起こり、血管の穿刺が行い難くなるため危険因子となる。

表1　中心静脈穿刺時の患者側の危険因子

- 以前挿入した中心静脈挿入部位の再挿入
- 局所放射線療法の既往
- 胸骨縦切開の既往
- 血小板減少症
- 線溶部位の静脈血栓
- 重度肥満
- 凝固時間延長
- 重度の動脈硬化
- 敗血症
- 心室性不整脈
- 循環血液量低下

(Domino KB, Bowdle TA, Posner KL, et al. Injuries and liability related to central vascular catheters: a closed claims analysis. Anesthesiology 2004; 100: 1411-8 より参照)

4) 糖尿病（△）

糖尿病は直接の危険因子にならないが、重度の動脈硬化になると危険因子となる。

5) 担当麻酔科医は3年目の後期研修医と中心静脈穿刺の経験が豊富な麻酔科専門医（×）

中心静脈穿刺の施行者もしくは監督する麻酔科医の穿刺経験が50症例未満の場合は、機械的合併症の発生率が上昇する。

中心静脈穿刺時に起こる動脈穿刺、血腫、血胸や気胸などの機械的合併症が上昇する危険因子は患者側因子と施行者因子に分類できる。患者側因子として表1のように基礎疾患や合併症をもつ患者、出血傾向を示す患者や放射線療法の治療を受けた患者が危険因子として挙げられる[1]。施行者因子としては中心静脈挿入経験が50症例未満の術者と報告されている[2]。本症例では「肥満」と「放射線療法」は注意すべき危険因子として考えられる。

＜まとめ＞

① 中心静脈穿刺時に起こる機械的合併症が上昇する危険因子とし

て患者側因子と施行者側因子がある。
② 患者側因子としては基礎疾患や合併症を併発している患者に注意が必要である。
③ 中心静脈の穿刺経験数が 50 症例未満の施行者は危険因子となりうるので、中心静脈穿刺経験数 50 症例以上の指導者と一緒に手技を行う。

中心静脈穿刺時に起こる機械的合併症が上昇する危険因子を知る！

症例経過 2

内頸静脈に中心静脈カテーテル挿入予定の 3 年目の後期研修医は、超音波機器を準備し、患者を頭低位にして頸部を非穿刺側に 60° 傾け、高度無菌バリアプレコーションを行い、16 ゲージ（G）の太さの血管穿刺針を用いて穿刺を行った。

設　問

穿刺時に行う対応は何か。（○△×）をつけよ。
1）超音波機器を準備する
2）頭低位にする
3）頸部を非穿刺側に 60° 傾ける
4）高度無菌バリアプレコーションを行う
5）できるかぎり太い血管穿刺針を用いて穿刺を行う

1）**超音波機器を準備する（○）**
　超音波ガイド下で穿刺することにより、合併症を低下することができる[3,4]。

2）**頭低位にする（○）**
　トレンデレンブルグ位や下肢を挙上することにより、血管の虚脱は予防できる。

3）頸部を非穿刺側に 60°傾ける（×）

　非穿刺側に頸部を大きく傾けると、穿刺側のスペースができる。そのため穿刺は行いやすくなるが、総頸動脈が内頸静脈の後方に移動し、重なりやすくなる。原則として頸部を 30°以上には傾けない。

4）高度無菌バリアプレコーションを行う（○）

　高度無菌バリアプレコーションに準じて中心静脈穿刺を行うことによりカテーテル関連の感染は低下する。

5）できるかぎり太い血管穿刺針を用いて穿刺を行う（×）

　太い針を使用すれば、穿刺予定の血管前壁にかかる力が強くなり、穿通するときに後壁も同時に貫通してしまう。ガイドワイヤーが挿入できるゲージ（G）数が一番小さな太さの血管穿刺針を用いて穿刺を行う。

　日本麻酔科学会・安全委員会は、中心静脈を安全に穿刺・管理する手引書"安全な中心静脈カテーテル挿入・管理のための手引き 2009"を発表している[5]。この手引きの中にカテーテル挿入の一連の流れも記載されている。

　体位は静脈還流の増大もしくは空気塞栓予防のために頭低位として顔はやや対側に向ける[6]。超音波を用いてプレスキャンを行い、内頸静脈と総頸動脈の位置関係や内頸静脈の走行を確認する。高度無菌バリアプレコーションを行い、必要に応じて浸潤麻酔を行う。その後、超音波ガイド下にて中心静脈穿刺を行う。穿刺針はガイドワイヤーが挿入できる最も細い穿刺針を用いる。

　挿入後は、中心静脈カテーテルが静脈内に挿入されていることを確認する。

＜まとめ＞
① 中心静脈穿刺を行うときは、"安全な中心静脈カテーテル挿入・管理のための手引き 2009"に準じて行う。
② 安全に穿刺できるように頭低位にする。
③ 中心静脈穿刺にかかわる医療従事者は、高度無菌バリアプレコーションになる。

中心静脈穿刺を行うときは、"安全な中心静脈カテーテル挿入・管理のための手引き 2009" に準じて行う！

症例経過 3

　麻酔科後期研修医は、ガイドワイヤーがうまく挿入できず 3 回入れ直したのち、内頸静脈に中心静脈カテーテルを挿入できた。中心静脈カテーテルを 14 cm 挿入して固定した。挿入後から徐々に血圧が低下し、昇圧薬を投与しても血圧が上昇しなかった。聴診で両側の呼吸音は問題なかった。

■■■ 設　問 ■■■

この状況での対応は何か。（○△×）をつけよ。
　1）輸液を行う
　2）ポータブル胸部 X 線検査を行う
　3）経食道心エコー検査を行う
　4）中心静脈カテーテルを抜去する
　5）担当外科医を呼ぶ

1）輸液を行う（○）
　バイタルサインを安定させるためにまず輸液を行う。
2）ポータブル胸部 X 線検査を行う（○）
　バイタルサインに余裕があれば、カテーテルの位置確認や血気胸などを確認する。
3）経食道心エコー検査を行う（○）
　心タンポナーデなど心臓の異常を検索する。
4）中心静脈カテーテルを抜去する（×）
　原因が確定するまでカテーテルは抜去しない。
5）担当外科医を呼ぶ（○）
　緊急で（開胸）心マッサージが必要になる場合もあるため、担当外科医（主治医）を呼ぶ。

本症例は、ガイドワイヤーによる心損傷、心タンポナーデを引き起こしている可能性がある。まず静脈から輸液を行い、バイタルサインを安定させる。経食道心エコー検査を行い、心臓の異常を検索する。心タンポナーデが確認できれば、心嚢穿刺を行う。ただし、中心静脈カテーテルは抜去しない。場合によっては（開胸）心マッサージの可能性があるので、人を集める。もちろん担当外科医（主治医）にはすぐに連絡を行う。中心静脈穿刺時に起こる合併症は重篤になる場合が多いため、早期に判断・治療を開始する。心タンポナーデを予防するために、ガイドワイヤーや中心静脈カテーテルを「不必要に挿入しない」「何度も挿入し直さない」ことを心掛ける。

＜まとめ＞
① 中心静脈穿刺時に関連する合併症は、重篤になるケースが多い。
② バイタルサインに異常が発見できれば、人を集めて対応する。
③ ガイドワイヤーが円滑に挿入できなかった症例や中心静脈カテーテルを必要以上に挿入した症例は、心損傷・心タンポナーデのリスクが上昇する。

 中心静脈穿刺に関連する合併症は、重篤になるケースが多い！

設 問

中心静脈穿刺時に発生する合併症とその対応は何か。（○△×）をつけよ。
1) 穿刺針による動脈穿刺：5分以上の圧迫止血を行う
2) 気胸：胸腔ドレーンを挿入する
3) 心タンポナーデ：心嚢ドレナージを行う
4) 空気塞栓：対処法の一つとして中心静脈カテーテルからの空気吸引がある
5) ガイドワイヤー挿入中の上室性不整脈：ガイドワイヤーを抜去する

 （Point 参照）
1) 穿刺針による動脈穿刺：5分以上の圧迫止血を行う（○）

2）気胸：胸腔ドレーンを挿入する（○）
3）心タンポナーデ：心囊ドレナージを行う（○）
4）空気塞栓：対処法の一つとして中心静脈カテーテルからの空気吸引がある（○）
5）ガイドワイヤー挿入中の上室性不整脈：ガイドワイヤーを抜去する（○）

　中心静脈穿刺時に関連する合併症は、適切に対応しないと重篤に陥る。対応方法は確実におさえておく。

① 動脈穿刺・血腫
　ただちに穿刺針を抜去して、5分以上圧迫止血を行う。ダイレータやカテーテル挿入後の止血困難症例に対しては外科的処置も考慮する。血管外科医に相談する。

② 気胸
　呼吸器科医に相談し、必要なら胸腔ドレーンを挿入する。

③ 血胸、心タンポナーデ
　呼吸器科医や心臓外科医に相談して、必要なら胸腔ドレーンもしくは心囊ドレナージを挿入する。

④ 空気塞栓
　まず予防として穿刺体位を頭低位にする。必要に応じてバルサルバ手技を行う。中心静脈ラインが挿入されていれば、空気の吸引を行う。循環が破綻しないように循環管理を行う。

⑤ 不整脈
　ガイドワイヤー挿入による機械的刺激で、不整脈が生じうる。そのため、まずガイドワイヤーを引き抜く。持続性の不整脈に移行した場合は、抗不整脈もしくは除細動も考慮する。

　中心静脈穿刺後に起こる合併症に対応できるように、対応方法をおさえておく！

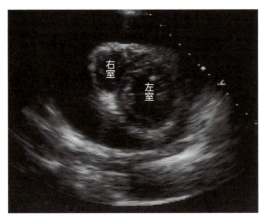

図1　症例経過4：心タンポナーデのTEE初見

症例経過4

　経食道心エコー検査により、心タンポナーデが確認できた（図1）。中心静脈穿刺時のガイドワイヤー挿入時の心損傷が疑われた。心臓外科医による開胸タンポナーデ解除術により、バイタルサインは回復した。引き続いて、大動脈弁置換術も問題なく行われた。本症例の問題点として中心静脈穿刺時の対応だけではなく中心静脈穿刺後の教育方法について改めて検討が行われた。

■■■ 設　問 ■■■

中心静脈穿刺時に推奨される教育内容や方法は何か。（○△×）をつけよ。
1）関連する解剖の知識
2）患者適応と禁忌
3）挿入手技
4）合併症の発見とその対策
5）人体模型を用いたハンズオントレーニング

1）関連する解剖の知識（○）
2）患者適応と禁忌（○）
3）挿入手技（○）

表2 中心静脈穿刺の教育に使用するシナリオ

シナリオのテーマ	内容	学習目標
鎖骨下動脈損傷後,血胸による循環血量減少性ショック	循環血液減少性ショックによる心停止	中心静脈穿刺後に起こりうる合併症・その後の対応(輸液負荷)
内頸静脈穿刺での気胸による閉塞性ショック	緊張性気胸による心停止	中心静脈穿刺後に起こりうる合併症・その後の対応(胸腔ドレーンの挿入)
空気塞栓による肺塞栓症への対応	空気塞栓による心停止	中心静脈穿刺後に起こりうる合併症・その後の対応(中心静脈カテーテルより空気の吸引),中心静脈穿刺時の準備
ガイドワイヤーによる致死性不整脈発生	ガイドワイヤー挿入時に発症した心室細動	中心静脈穿刺後に起こりうる合併症・その後の対応(ガイドワイヤーの抜去) 致死性不整脈への対応
ガイドワイヤーによる心タンポナーデ発生	ガイドワイヤー挿入時に発症した心タンポナーデからの心停止	中心静脈穿刺後に起こりうる合併症・その後の対応(ガイドワイヤーの抜去) 心タンポナーデの早期診断と対応
内頸静脈穿刺による上大静脈穿孔	上大静脈穿孔による心タンポナーデからの心停止	中心静脈穿刺後に起こりうる合併症・その後の対応(輸液負荷) 心タンポナーデの早期診断と対応
感染による敗血性ショック	中心静脈カテーテル留置時における敗血性ショック	中心静脈カテーテル留置による感染の危険性,感染対策

(上嶋浩順,駒澤伸泰,羽場政法ほか.中心静脈穿刺領域における二次救命処置トレーニングの必要性.日臨麻会誌 2016;36:236-40 より引用)

4)合併症の発見とその対策(○)
5)人体模型を用いたハンズオントレーニング(○)

　中心静脈穿刺にかかわる医療事故は毎年発生しており,しかも重篤な合併症に陥る。そのために穿刺時だけではなく,穿刺後も含めた一連の中心静脈穿刺に対する教育は重要である。シナリオを用いた講義(表2)[7]やハンズオントレーニング(図2)を行い,ライセンス制とする教育体制(表3)を構築することが重要である。

 中心静脈穿刺に伴う教育体制を施設ごとに構築することが重要である!

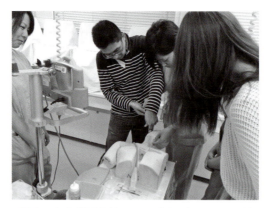

図2　中心静脈穿刺のハンズオントレーニング

表3　中心静脈穿刺の教育

講義・関連する部位の解剖
・患者の適応と禁忌，穿刺部位の選択方法
・挿入手技と合併症
・感染症と無菌操作
・カテーテルキットの使用法
・超音波の使用法
・挿入後の確認方法
ハンズオントレーニング：人体模型，臨床
➡その後，指導医の下で評価を行い，ライセンスの発行

本症例のポイント

中心静脈にカテーテルを挿入することは輸液管理、栄養管理、循環作動薬投与やモニタリングを行うために重要な手技である。ただし、重篤な合併症を引き起こす可能性もあるため、穿刺前に穿刺部位の選択を推敲し、超音波ガイド下にて行う。穿刺後は、合併症の早期発見のために患者のモニタリングを怠らないことが重要である。モニタリングに異常が発生すれば早期に原因を検索し、必要な処置を行う。

【文　献】

1) Polderman KH, Girbes AJ. Central venous catheter use. Part 1：mechanical complications. Intensive Care Med 2002；28：1-17.
2) Domino KB, Bowdle TA, Posner KL, et al. Injuries and liability related to central vascular catheters：a closed claims analysis. Anesthesiology 2004；100：1411-8.
3) Wu SY, Ling Q, Cao LH, et al. Real-time two-dimensional ultrasound guidance for central venous cannulation：a meta-analysis. Anestheisology 2013；118：361-75.
4) American Society of Anesthesiologists Task Force on Central Venous Access. Practice guidelines for central venous access：a report by the American Society of Anesthesiologists Task Force on Central Venous Access. Anesthesiology 2012；116：539-73.
5) 日本麻酔科学会・安全委員会 麻酔手技における事故防止対策調査ワーキンググループ．安全な中心静脈カテーテル挿入・管理のための手引き．2009. http://www.anesth.or.jp/guide/pdf/kateteru_20090323150433.pdf（2016年6月閲覧）
6) Lamperti M, Subert M, Cortellazzi P, et al. Is a neutral head position safer than 45-degree neck rotation during ultrasound-guided internal jugular vein cannulation? Results of a randomized controlled clinical trial. Anesth Analg 2012；114：777-84.
7) 上嶋浩順，駒澤伸泰，羽場政法ほか．中心静脈穿刺領域における二次救命処置トレーニング（ALS-OP中心静脈穿刺編）の必要性．日臨麻会誌 2016；36：236-40.

（上嶋　浩順）

症例 16

Key Words
橈骨遠位端骨折
腕神経叢ブロック腋窩アプローチ
ブロック施行 15 分後

症例経過 1

　65 歳，男性，身長 165 cm，体重 50 kg。橈骨遠位端骨折に対し，骨接合術が予定された。既往歴は特になし。術前検査データにも特に異常を認めなかった。
　フェンタニル 50 μg 静注後に意識下に腕神経叢ブロック腋窩アプローチ（2% リドカイン 13 mL、0.5% レボブピバカイン 13 mL）を施行した。ブロック施行 15 分後にブロックの効果を確認しようとしたところ、患者が口周りの痺れ感、耳鳴りを訴えた。血圧を測定したところ 175/90 mmHg、脈拍数は 110 beats/min であった。

設 問

この時点で行うべき対応は何か。（○△×）をつけよ。
1）そのまま経過をみる
2）人を集める
3）酸素投与を開始する
4）ジアゼパムを静注する
5）脂肪乳剤を投与する

解説

1）そのまま経過をみる（×）

　局所麻酔薬の血中濃度が上昇している可能性が高い時間帯（ブロック施行 15 分後）に症状が出現しており、特に局所麻酔薬中毒を疑わなければならない。
　米国区域麻酔学会（ASRA）の "LAST 発症時の対応チェックリスト"（図 1）[1] に従って対応する。Lipid rescue という概念がなかった以前は経過観察をして、対症療法を行うしかなかった。

```
□助けを呼ぶ
□初期の重点
  □気道を確保し，100％酸素で換気する
  □痙攣を抑える：ベンゾジアゼピンを使用．循環不安定な症例ではプロポフォールは避ける
  □人工心肺使用可能な近くの施設に連絡する
□不整脈の管理
  □必要に応じて一次救命処置（basic life support）および二次救命処置（advanced cardiac
   life support）を行う
  □バソプレシン，カルシウム拮抗薬，β遮断薬，局所麻酔薬（リドカイン，プロカインアミド）
   は避ける
  □アドレナリンの投与を 1 μg/kg 未満に減量する
□ 20％脂肪乳剤を静脈内投与する（70 kg の患者が基準）
  □ 1.5 mL/kg（除脂肪体重換算）を 1 分以上かけて初回ボーラス投与
  □ 0.25 mL/kg/min で持続投与する（18 mL/min まで：roller clamp によって調節する）
  □循環虚脱が継続する場合，再度ボーラス投与を 2 回まで
  □血圧低値が続く場合は持続投与量を 2 倍にして 0.5 mL/kg/min に増量する
  □循環安定が得られた後も少なくとも 10 分間は持続投与を継続
  □最初の 30 分で 10 mL/kg を超えないようにする
```

図1　LAST 発症時の対応チェックリスト
(American Society of Regional Anesthesia and Pain Medicine. Check list for treatment of local anesthetic systemic toxicity より翻訳引用)

2）人を集める（○）

人を集めて、今後の症状の増悪に備える。
20％脂肪乳剤の準備や気道確保に必要な物品の準備を進める。

3）酸素投与を開始する（○）

現時点では呼吸に問題がないかもしれないが、症状増悪時には痙攣などが生じ気道確保が必要となる場合がある。酸素投与は速やかに開始する。

4）ジアゼパムを静注する（△）

症状が増悪し痙攣が出現する可能性がある。痙攣が起きると気道確保が困難になる。ベンゾジアゼピン系の薬物の静注で痙攣を予防するのも一つの手である。ただし、薬物を準備しておくという対応でも可である。

表1 LASTの症状による分類

中枢神経系症状	軽　症：舌や口のしびれ感，耳鳴り，眩暈，ふらつき，興奮，多弁
	中等度：痙攣，不穏状態，頻脈，血圧上昇，チアノーゼ，悪心・嘔吐
	重　症：意識消失，昏睡，呼吸抑制
心血管系症状	軽　症：高血圧，頻脈
	中等度：心筋抑制，心拍出量低下，低血圧
	重　症：末梢血管拡張，高度低血圧，徐脈，伝導障害，不整脈（QRS延長から心停止，torsades de pointes，心室性頻拍，心室細動など）

（宮﨑直樹．局所麻酔薬中毒の治療．森本康裕，柴田康之編．超音波ガイド下末梢神経ブロック実践24症例．東京：メディカル・サイエンス・インターナショナル；2013, p.51-4より引用）

5）脂肪乳剤を投与する（△）

この段階ではそこまでしなくてもよいが，最近は軽症のうちから脂肪乳剤を投与するという考えもある。

超音波ガイド下末梢神経ブロックが普及し，麻酔科医が局所麻酔薬中毒症例に遭遇する機会が増えてきている。その症状は軽症から重症まで多岐に渡る（表1）[2]。多くの場合は中枢神経系症状が心血管系症状に先行する。局所麻酔薬が血管内に直接誤投与されると症状は60秒以内に現れ（即時型中毒），両症状がほぼ同時に現れることもある。局所麻酔薬が組織内に多量投与され徐々に血中濃度が上昇する場合は，濃度依存性に中枢神経系症状が進行し，次いで循環抑制が起こる（遷延性中毒）[3]。腕神経叢ブロックの中でも腋窩アプローチは神経周囲に静脈が多く誤穿刺することがあり，局所麻酔薬中毒を起こすリスクは比較的高い。ブロック後は常に局所麻酔薬中毒の可能性を念頭に置いて観察する。

また，ブロック施行15分後から症状が出現していることを考えると鑑別しなくてはならないものにアナフィラキシーが挙げられる。アナフィラキシー患者の80％以上の症例で皮膚所見が認められるため，皮膚所見（四肢体幹の広範な蕁麻疹様発赤，顔面の発赤・浮腫）の有無を確認することに加えて，血圧低下（循環虚脱）の有無，気管支痙攣の有無を確認する必要がある[4]。今回の症例では皮膚所見はなかったが，アナフィラキシーを疑ったら皮膚所見を確認する癖をつけておきたい。

対処方法として米国区域麻酔学会（ASRA）の"LAST発症時の対応チェックリスト"を参考にするとよい！（図1）[1]
まずは人手を集めること！

症例経過 2

人手を集め、酸素投与を開始し、20％脂肪乳剤、ジアゼパム投与の準備をしていると、患者は意識消失し、全身の痙攣が出現した。

■■■ 設　問 ■■■

この時点で行うべき対応は何か。（○△×）をつけよ。
1）マスク換気を行う
2）ジアゼパム5 mgを静注する
3）人工心肺装置や経皮的心肺補助装置が使えるように手配する
4）20％脂肪乳剤を10 mLボーラス投与する
5）気管挿管を行う

1）マスク換気を行う（○）
　痙攣がありマスク換気は困難かもしれないが、まずはマスク換気を試みる。必要に応じて経鼻エアウェイを使用する。別の麻酔科医や看護師にベンゾジアゼピン系薬物の準備、気管チューブや声門上器具の準備を同時に行ってもらう。
2）ジアゼパム5 mgを静注する（△）
　5 mg静注でも痙攣の抑制にある程度効果はあると考えるが、痙攣を即座に解除したいのであれば10 mg静注が妥当である。ジアゼパムは循環抑制が少ないことも好都合である。
3）人工心肺装置や経皮的心肺補助装置が使えるように手配する（○）
　心血管系の症状が出現し、循環虚脱に陥り、最悪の場合心停止に至ることもある。
4）20％脂肪乳剤を10 mLボーラス投与する（×）
　初期投与は1.5 mL/kgを1分以上かけてボーラス投与する。この症

例では速やかに 75 mL のボーラス投与を行う。

5）気管挿管を行う（△）

まずはマスク換気を行う。痙攣の抑制と十分な換気が実現したのちに気管挿管または声門上器具の挿入を行う。

症状が急速に増悪する場合、すべての処置を 1 人で行うことは困難である。集めた人手を有効活用し、薬物投与担当、気道確保担当、バイタルサイン管理担当など役割を分担すると処置をスムーズに行うことができる。初めに人を集めたことはここで生きてくる。

局所麻酔薬中毒を疑ったら速やかに 20％脂肪乳剤を投与する！

症例経過 3

ジアゼパム 10 mg 静注、脂肪乳剤の投与後にしばらくして痙攣が治まり、マスク換気は容易になった。この時点で気管挿管を行った。気管挿管後しだいに血圧が低下し、収縮期血圧が 30 mmHg まで低下、心室性期外収縮も出現した。

■ 設 問 ■

この時点で行うべき対応は何か。（○△×）をつけよ。
1）下肢を挙上する
2）輸液を全開で投与する
3）ドパミン製剤の投与を開始する
4）リドカインを静注する
5）20％脂肪乳剤を 75 mL 再度投与する

1）下肢を挙上する（○）

血圧低下の際は下肢を挙上して心臓への静脈還流を増加させることで昇圧を試みる。血圧低下時の基本対応の一つである。

2）輸液を全開で投与する（○）

　下肢挙上と同様血圧低下時の基本対応の一つである。

3）ドパミン製剤の投与を開始する（○）

　血圧が低下しているのであればドパミン製剤を投与して昇圧を行う。ドパミン用に点滴ラインを追加確保したほうがよい。

4）リドカインを静注する（×）

　心室性期外収縮に対してリドカイン静注を行うことはよくある。ただし、今回は局所麻酔薬中毒に対して局所麻酔薬を静注することになり、症状が増悪することが予想できる。代わりにアミオダロンを準備する。除細動器もスタンバイしておく。

5）20％脂肪乳剤を 75 mL 再度投与する（○）

　脂肪乳剤投与が最も効果的な治療である。症例経過2の解説でも登場したが、しっかり初期投与量を覚えておくことが大事である。初期投与は 1.5 mL/kg を 1 分以上かけて投与し、その後は 0.25 mL/kg/min で持続投与を行う。効果不良の場合は同量を再度投与する。

　脂肪乳剤の投与が最も有効な治療である。
　脂肪乳剤の投与を最優先とし、下肢挙上、輸液の全開投与、ドパミン製剤の投与など通常麻酔中の低血圧時の対応を行う。不整脈にはリドカインを使用しないよう気をつけておく。

局所麻酔薬中毒の際は不整脈に対してリドカインは使用しないこと！

症例経過 4

　再度20％脂肪乳剤のボーラス投与施行後、収縮期血圧が 90 mmHg まで上昇した。

設問

この時点で行うべき対応は何か。（○△×）をつけよ。

1）脂肪乳剤投与を中止する

2) ドパミン投与を中止する
3) そのまま経過をみる

---

1) 脂肪乳剤投与を中止する（×）
　循環安定が得られた後も少なくとも 10 分間は持続投与を継続する。まだ一時的な血圧上昇が認められただけであり、循環安定ともいえないので当然継続する。
2) ドパミン投与を中止する（×）
　一時的な血圧上昇が認められただけであるのでドパミンも循環安定まで継続する。循環が安定したら漸減していく。
3) そのまま経過をみる（○）
　一時的な血圧上昇が認められただけである。脂肪乳剤投与を継続して経過をみる。

 循環安定が得られた後も少なくとも 10 分間は持続投与を継続する。

 まずは循環安定が目標！

症例経過 5

　徐々に血圧が上昇し、直近の 15 分間は、脈拍 90〜100 beats/min、収縮期血圧 120〜130 mmHg、拡張期血圧 60〜80 mmHg と循環が安定してきた。自発呼吸も十分に認められる。

設問

この時点で行うべき対応は何か。（○△×）をつけよ。
1) 脂肪乳剤投与を中止する
2) ドパミン投与を中止する
3) モニタリングを中止する
4) 予定どおり手術を行う

5）抜管を行う

1）脂肪乳剤投与を中止する（○）
　どれくらいの時間継続して脂肪乳剤を投与するべきかを議論するのは難しいが、循環安定が得られた後も少なくとも10分間は持続投与を継続し、最終的には脂肪乳剤投与を中止する。

2）ドパミン投与を中止する（△）
　循環が安定したら急に中止するのではなく、漸減し、中止する。

3）モニタリングを中止する（×）
　Marwickら[5]は脂肪乳剤投与中止45分経過後に再度循環虚脱を認めた症例を報告している。局所麻酔薬中毒の症状再燃を念頭に置いてしばらくモニタリングを継続する。

4）予定どおり手術を行う（△）
　全身麻酔に移行して手術を施行することは不可能ではない。しかし、局所麻酔薬中毒の症状再燃の可能性を考えると手術は延期がベターである。

5）抜管を行う（△）
　自発呼吸が十分であるため抜管はできなくもない。しかし、症状の再燃の可能性を考慮し無理をせずに挿管のままICUなどで経過をみる。意識がクリアとなり症状の再燃の可能性が低くなったら抜管を考慮する。

症状改善後もモニタリングを継続して手術は延期！

本症例のポイント

　局所麻酔薬中毒を疑ったら、ASRAのチェックリストに従って治療する。肝心なことは呼吸循環を保ちながら可能なかぎり早期の段階で脂肪乳剤を投与することである。著者の経験上も脂肪乳剤は著効する。局所麻酔薬中毒が落ち着いた後もしばらくモニタリングを行っていく。

【文　献】

1) American Society of Regional Anesthesia and Pain Medicine. Checklist for Treatment of Local Anesthetic Systemic Toxicity. https://www.asra.com/content/documents/asra_last_checklist.2011.pdf（2016年6月閲覧）
2) 宮﨑直樹. 局所麻酔薬中毒の治療. 森本康裕, 柴田康之編. 超音波ガイド下末梢神経ブロック実践24症例. 東京：メディカル・サイエンス・インターナショナル；2013. p.51-4.
3) 紫藤明美. 局所麻酔薬の選択. 佐倉伸一編. 周術期超音波ガイド下神経ブロック(改訂第2版). 東京：真興交易医書出版部；2014. 116-31.
4) 光畑裕正. アナフィラキシーの臨床診断. 光畑裕正編. アナフィラキシーショック. 東京：克誠堂出版；2008. 61-83.
5) Marwick PC, Levine AI, Coetzee AR. Recurrence of cardiotoxicity after lipid rescue from bupivacaine induced cardiac arrest. Anesth Analg 2009；108：1344-6.

（宮﨑　直樹）

シナリオ集

症例 1　気管挿管困難時の対応

　65歳、男性、身長170 cm、体重75 kg。直腸がんに対し、腹腔鏡下低位前方切除術が予定された。既往として、糖尿病と高血圧に対して内服治療中であった。術前の血液検査に著明な異常を認めなかった。呼吸機能検査、血液ガス分析検査では異常を認めなかった。

　術前診察時に確認すべき対応は何か。

　術前の開口は8 cmで後屈も問題なかった。下顎はやや小さかったがいびきの既往などはなかった。気道管理のリスクは低いと考え、プロポフォール120 mg、フェンタニル100 μg投与後、マスク換気可能であることを確認しロクロニウム60 mgを投与した。気管挿管のため開口を試みたが2横指しか開口できなかった。

　この時点で行うべき対応は何か。

　DAMカートにはさまざまな器具が入っているが、本症例で有効と考えられる気道管理器具は何か。

　患者はエアウェイスコープ（AWS）薄型イントロックを用いて内径7.0 mmの気管チューブを気管挿管できた。手術は問題なく行われ、抜管も問題なかった。抜管後には開口は可能であった。患者に全身麻酔後の開口障害があったことを伝え、歯科口腔外科での精査を勧めた。

症例 2　換気不能時の対応

　65歳、男性、身長160 cm、体重90 kg。StageⅡの大腸がんに対し、腹腔鏡下右半結腸切除術が予定された。既往として、糖尿病と高血圧に対して内服治療中であった。術前の血液検査に著明な異常を認めなかった。呼吸機能検査、血液ガス分析検査では異常を認めなかった。術前診察時、家族より夜間いびきをかくとの指摘があった。
　酸素投与下にレミフェンタニル0.5 μg/kg/minおよびプロポフォール90 mg投与し患者は意識を消失した。マスク換気を開始したが換気が困難であった。
　この時点で行うべき対応は何か。

　応援を呼び、経口エアウェイ挿入により換気可能となった。
　その後、気管挿管に向けてロクロニウム60 mg投与したところ再び換気不可能となった。
　この時点で行うべき対応は何か。

　ラリンジアルマスク（LMA）Supreme^{TM}挿入により換気可能となった。気管挿管はエアウェイスコープで問題なく施行できた。手術も3時間程度で予定どおり終了した。
　この時点で行うべき対応は何か。

　患者は手術室内でチューブエクスチェンジャーを気管内に留置したまま抜管され、抜管10分後の血液ガスで酸素化、換気に問題がないこと、呼吸回数・パターンに問題がないことを確認し抜管した。翌朝までの酸素投与とSp_{O_2}モニタリングを指示し、術者および病棟看護師に申し送った。また、換気不能症例であり術後検討が行われたが、家族より夜間の睡眠時無呼吸を指摘されていたこと、マランパチ分類がclassⅢで巨舌であることから換気困難への対応を術前から施行すべきという点が指摘された。2ヶ月後に大腸内視鏡検査も予定されている。
　その他、今後の行動として大切なことは何か。

症例 3　意識下挿管

　65 歳、女性、身長 150 cm、体重 65 kg。頸髄症に対し、頸椎椎体間後方固定術が予定された。関節リウマチを合併しており、開口は 1 横指、頭部は前屈ぎみで拘縮しており後屈不可能であった。本人によると他院での 2 年前の胆嚢摘出術の際には気管挿管に 2 時間かかり、術後 2 日間人工呼吸を継続した既往があった。

　本症例で予測される気道確保困難は何か。

　気道確保困難が予測されたために意識下挿管を行うことになった。
　事前に準備すべきことは何か。

　患者の同意が得られ、自発呼吸を残した中等度鎮静下の挿管が行われることになった。気道管理方法としては、開口制限が強くエアウェイスコープの使用は難しいと判断し、初期のプランとして挿管用声門上器具 air-Q を挿入し換気確立後に内腔を通じて気管挿管を行うこととした。また、初期のプランに失敗した場合は、経鼻気管支ファイバースコープ挿管を行うこととした。

　この時点で使用する薬物は何か。

　舌根・咽頭部に 8％リドカインスプレーによる局所麻酔を行ったあと、フェンタニル 100 μg およびミダゾラム 5 mg を投与した。2 分後に air-Q を口腔内に挿入したが、苦痛様表情がみられたため、ミダゾラム 3 mg を追加したところ、応答がなくなり SpO_2 が低下し始めた。

　この時点の行動として大切なことは何か。

　その後、air-Q 挿入により換気は確立した。換気が確立できたので、ロクロニウム 30 mg を投与し自発呼吸を消失させた。air-Q の内腔を通じて気管支ファイバースコープで内径 6.5 mm のらせん入り気管チューブを挿入した。カプノグラフィで気管内留置を確認し聴診で両肺換気を確認した。

症例 4　抜管困難症例への対応（症例3のつづき）

　65歳、女性、身長150 cm、体重65 kg。頸髄症に対し、頸椎椎体間後方固定術が予定された。関節リウマチを合併しており、開口は1横指、頸部は前屈ぎみで拘縮しており後屈不可能であった。本人によると他院での2年前の胆嚢摘出術の際には気管挿管に2時間かかり、術後2日間人工呼吸を継続した既往があった。

　舌根・咽頭部に8%リドカインスプレーによる局所麻酔48 mgを行ったあと、フェンタニル100 μgおよびミダゾラム5 mgを投与して2分後にair-Qを口腔内に挿入したが、苦痛様表情がみられたため、ミダゾラム3 mgを追加したところ、応答がなくなりSpO_2が低下し始めた。その後、air-Q挿入により換気は確立した。換気が確立できたので、ロクロニウム30 mgを投与し自発呼吸を消失させた。air-Qの内腔を通じて気管支ファイバースコープで内径6.5 mmのらせん入り気管チューブを挿入した。カプノグラフィで気管内留置を確認し聴診で両肺換気を確認した。手術は頸椎から胸椎まで7椎間に及び手術時間は8時間を超えた。出血量は1,500 mLで輸血は行わなかった。手術終了後、仰臥位に体位変換を行った。眼や顔はむくんでいる。

　この時点で行うべき対応は何か。

　カルテ記録により、睡眠時無呼吸症候群の診断はなかったが、家族にいびきの存在を指摘されていた。さらに舌浮腫を認めており、カフリークテストでもエアリークを認めなかった。挿管のままICUに収容し状態改善後抜管の方針となった。

　ICUで行うべき対応は何か。

　ICU入室20時間後の段階で舌浮腫、頸部浮腫は消失した。カフリークテストを行った際も換気量のリークがみられ、十分な自発呼吸も認められている。

　この時点で行うべき対応は何か。

　十分な自発呼吸と意思疎通確認後に気管チューブ内にチューブエクスチェンジャーを挿入し抜管した。抜管後、20分間観察したが、血液ガス所見でも酸素化、換気に異常はなく、本人の呼吸困難感もみられなかったためチューブエクスチェンジャーを抜管した。

症例 5　気道火災への対応

　70歳、女性、身長150 cm、体重50 kg。3ケ月前に右半身麻痺と構音障害が出現し、MRIで脳梗塞と診断、入院加療となった。その後、内科的治療とリハビリを行っていたが、3週間前の食事中に誤嚥し、咳嗽、発熱が出現した。約3日後に喀痰の排出困難、Sp_{O_2}の低下（room airでは90％以下）、呼吸困難感が出現、胸部のX線およびCT所見から（誤嚥性）肺炎と診断した。すみやかに緊急で気管挿管を行い、ICU管理とした。

　ICU入室後、夜間は深鎮静、昼間は必要時に軽度の鎮静を行いながら、内科的治療（抗生物質、体位ドレナージ、気管内吸引など）を行った。しかし、酸素化はP/F比（$Pa_{O_2}/F_{I_{O_2}}$）150〜200程度で推移し、抜管することができなかった。長期挿管と肺炎の治療のため、耳鼻科医に気管切開を依頼、気管切開を麻酔科管理の全身麻酔下に手術室で行うことになった。

　酸素濃度60％のときにPa_{O_2} 100 mmHgでありP/F比は167と、酸素化能は低下していた。麻酔のプランニングを行う際、考慮すべき準備や対応は何か。

　手術室入室時、呼名開眼はかろうじて可能であったが、夜間鎮静に使用したミダゾラムの影響で、鎮静スコアは、Richmond Agitation-Sedation Scale（RASS）で−2：軽い鎮静状態（呼びかけに10秒未満のアイ・コンタクトで応答）であった。BISモニターを貼付したところ、BIS値は88であり、血圧130/70 mmHg、脈拍80 beats/min、体温37.0℃、60％酸素投与下でSp_{O_2}は99％であった。自発呼吸は保たれており、カプノモニターで肺胞気プラトーを認め、呼吸回数14 breaths/minで1回換気量は400 mL前後であった。

　吸入酸素濃度は術前から気管挿管されていたため、60％を保って麻酔導入を行った。フェンタニル100 μgを投与後、プロポフォールをTCI（target controlled infusion）で3 μg/mLの目標血中濃度で投与を開始、就眠（睫毛反射消失）とBISの低下（60以下）を確認、さらに気管チューブを介し補助呼吸がバッグで可能なことを確認後、ロクロニウム30 mgを経静脈投与した。BIS値の低下を確認後、TCIを2.5 μg/mLに低下させた。導入時にSp_{O_2}値の低下や大幅な血圧低下は認めなかった。手術開始に先立ち、レミフェンタニルを0.2 μg/kg/minで持続静脈内投与を開始した。

　術中の麻酔管理上の注意点は何か。

気管切開術が開始され、術者に 40％酸素に下げて Sp$_{O_2}$ が 92〜93％程度であることを伝えていた。耳鼻科医はレジデントを指導しながら手術を進めた。頸部の筋肉の剥離（広頸筋、胸骨舌骨筋、胸骨甲状筋）、甲状腺の剥離と上方への圧迫、気管筋膜を剥離し、気管を露出した。その後、気管に逆 U 字切開を入れたところ、気管が硬く力が入りすぎ、メスが気管の奥まで入ってしまった。頸部でリーク音が発生し始め、気管チューブまたはカフもしくはカフの空気注入ルートの損傷が疑われた。それと同時に、気管壁周囲より出血を認めた。
　術中の麻酔管理上のポイントやこの状況での対応は何か。

　耳鼻科医があわてて電気メスで止血を試みたが、気管チューブから発煙、発火が起こった。
　気道火災の直前および起こった際の対応は何か。

　気管チューブを抜去、すべての気道ガスフローを停止して、気道に生理食塩液を注入したところ、火災の徴候が消失し、消火成功と判断した。
　気道火災の消火直後の対応は何か。
　ASA の "手術室火災の実践勧告" において述べられた 5 つのステップに関連する項目は何か。

症例　6　　縦隔腫瘍による気道狭窄を有する患者の麻酔管理

　14歳、男性、身長150 cm、体重40 kg。1ヶ月前から咳嗽が出現し、近医で上気道炎と診断された。10日前から喘鳴と呼吸困難が増悪し、胸部CT検査で縦隔に腫瘍性病変が指摘された。全身麻酔下での検査・治療について、麻酔科にコンサルトがあった。
　縦隔腫瘍患者の全身麻酔で、特に注意して評価する検査所見は何か。

　頭高位で自発呼吸が可能であったが喘鳴があり、仰臥位で呼吸困難を強く訴えた。CT画像上、中縦隔を主座に腫大・癒合したリンパ節と考えられる腫瘍を認め（図1-a）、気管分岐部から左右気管支にかけて狭窄し、気管前後径は正常部位で15 mm、最狭窄部位で3 mmであった（図1-b）。左右肺動脈、左房、食道の圧排所見もみられた。呼吸困難の症状が急速に悪化しているため、狭窄気道の開通目的で気管ステント留置を予定した。
　麻酔計画で考慮することは何か。

　腫瘍の気管浸潤の可能性があり、生検やステント留置で出血が予想されるため、ヘパリンを使用せず、補助循環なしで施行したいと外科から相談があった。
　換気不全に対し、考えられる対応は何か。

　外科と麻酔科で協議し、まずは補助循環を使用せずに手術を行う方針とした。大腿動静脈確保の協力が得られず、経皮的心肺補助装置（PCPS）を手術室にスタンバイした。ラリンジアルマスク（LMA）下に軟性気管支鏡で気管を観察して腫瘍生検を行い、次に硬性気管支鏡に入れ替えて、Y型Dumon気管ステント®の留置を予定した。全身麻酔はプロポフォールを用いて緩徐に導入し、自発呼吸を温存してLMAを挿入する計画とした。自発呼吸を残すように、緩徐にプロポフォール濃度を上昇させながら投与したところ、マスク換気が困難となり、SpO_2が90%まで低下した。
　次に行う対応は何か。

　エアウェイを挿入して上気道閉塞を解除したところ、換気が可能となった。麻酔深度を緩徐に深くしてLMAを挿入し、軟性気管支鏡を腫瘍部分まで進めて生検を行った。気管分岐部は確認できたが、左主気管支は入口部で99%狭窄し、6 mmの気管支

鏡は挿入できなかった。右気管支も入口部で80％狭窄していたが、6 mmの気管支鏡が挿入可能であった。両側分岐部周囲の気道粘膜は浮腫状で、吸引で易出血性であった。ステント挿入前に左主気管支にバルーン拡張術を数回施行していたところ、SpO_2が急速に60％台に低下した。換気はかろうじて可能であったが、左肺の胸郭の動きが減弱し、気管支鏡で左気管支が血性分泌物で閉塞傾向にあるのが観察された。

このときの対応は何か。

その後、数回の気管支バルーン拡張術を行った。易出血性で気管が閉塞傾向を示し換気困難となったが、吸引で改善した。複数回の気管支バルーン拡張術を行っても十分に開通せず、ステント留置はできずに気管挿管のままICUへ帰室となった。本症例の中縦隔腫瘍は、T細胞急性リンパ性白血病（T-ALL）髄外病変の可能性が高く、気道狭窄も強かったため、生検の結果を待たずに翌日から挿管のまま放射線縦隔照射を開始した。術後7日目の胸部CT検査で中縦隔腫瘍の縮小と気道狭窄の軽減を認め、術後8日目に抜管した。生検の結果はT-ALLで、抜管後も放射線照射を続行した。術後13日目から呼吸器症状は認めなくなり、術後23日目に退院した。

症例 7　術中心筋梗塞への対応

68歳、男性、身長162 cm、体重61 kg。外反母趾で外反母趾手術が予定された。既往として、40歳から糖尿病を指摘され、インスリンを使用しており、直近のHbA1cは8.2%であった。また第3腰椎圧迫骨折のため下肢の筋力低下としびれを認めていた。術前の心電図検査では、1度房室ブロックと、Ⅱ、Ⅲ、aVFに軽度のST上昇（0.1 mV以下）を認めた。心エコー検査では明らかな壁運動異常はなく、EF 68%であった。下肢症状があったため、運動負荷心電図は行わなかった。その他の血液検査、呼吸機能検査、胸部X線検査では異常を認めなかった。神経学的異常のため脊髄くも膜下麻酔は不可と判断し、全身麻酔下に手術予定となった。

冠動脈疾患のリスク評価と必要な検査は何か。

患者はActive Cardiac Conditionに該当せず、Revised Cardiac Risk Index (RCRI)では危険因子が1つで、手術リスクが低いため、運動耐用能は不明であったが、追加の検査は行わなかった。

プロポフォールTCI (target controlled infusion) 3 mcg/mL、レミフェンタニル0.2 mcg/kg/minにて麻酔導入を行い、ロクロニウム40 mgにて筋弛緩を得たのち、気管挿管した。その後、プロポフォールとレミフェンタニルで麻酔を維持した。術中、低血圧に対し、フェニレフリンの単回投与を行った。手術が終了し、麻酔薬の投与を中止し抜管を行った。受け答えのあるはっきりとした意識があるのを確認したのち、突然の血圧低下51/35（42）mmHgとともに、意識消失、呼吸停止を認めた。心電図ではⅡ誘導でSTの上昇を認めた。

この時点で行うべき初期対応は何か。

ショック状態のため人を呼んだ。意識消失、呼吸停止に対し再挿管を行い、人工呼吸を再開した。フェニレフリン0.1 mgの投与を行った。現在血圧は72/35（48）mmHg、心拍数57 beats/minである。Ⅱ誘導でST上昇が続いている。

診断を確定させるために必要な検査は何か。

麻酔科後期研修医1名、初期研修医1名、看護師2名、臨床工学技士1名が駆けつけ、12誘導心電図検査、経胸壁心エコー検査、血液検査（CK-MB分画とトロポニンT）、動脈血ガス分析検査の施行を指示した。心電図上、1度房室ブロックと、Ⅱ、Ⅲ、

aVFでST上昇、右側胸部誘導でV4RのST上昇を認めた。経胸壁心エコー検査では、下壁の壁運動低下を認めた。CK-MB分画高値、トロポニンT陽性であり、動脈血ガス分析検査の結果Pa_{O_2} 530 mmHg、Pa_{CO_2} 44 mmHg（Et_{CO_2} 40 mmHg）であった。以上の所見より右冠動脈の心筋梗塞と診断した。

　今後の治療方針は何か。

　駆けつけた麻酔科後期研修医が動脈穿刺を行い、看護師が体外式連続心拍出量測定用センサー（FloTrac Sensor™：エドワーズライフサイエンス）の準備を行った。薬剤師に昇圧薬の準備を指示し、ノルアドレナリン 0.2 mcg/kg/min の投与を開始するとともに、臨床工学技士に大動脈内バルーンパンピング（IABP）の使用の可能性があることを伝え、機材の持ち込みを依頼した。観血的動脈圧、心拍出量をモニターしながら輸液を行ったところ、徐々に血圧は上昇し、心拍数 80 beats/min、観血的動脈圧 96/55（67）mmHg、CI 1.7 L/min/m²、SVV 10％となった。

　この後必要となる処置および治療は何か。

症例 8　肺塞栓症への対応

　45歳、男性、身長168 cm、体重105 kg。バイク運転中に単独事故を起こし救急搬送された。精査の結果、右大腿骨骨幹部骨折を認め直達牽引にて管理されている。受傷5日後に骨折観血的整復術が予定された。既往歴、内服薬、家族歴に特記すべき事項はない。これまでに静脈血栓塞栓症の既往歴はなかった。胸部X線検査では心拡大はなく、両側肺血管陰影の増強も認めなかった。呼吸機能検査は正常で、心電図は洞調律、左室肥大などの異常所見は認めなかった。血液検査では中性脂肪200 mg/dLと高値を認める以外に、FDP 595 mg/dL（正常400以下）、Dダイマー1.8 mcg/mL（正常0.5以下）であった。
　静脈血栓塞栓症のリスク評価で考えられることは何か。

　患者は、大腿骨骨幹部骨折に対する手術が予定されていること、また、付加的な危険因子はないことから静脈血栓塞栓症の総合的なリスクレベルは高リスクと評価された。
　静脈血栓塞栓症の高リスクの患者に、行うべき検査は何か。

　下肢静脈エコー検査を実施したところ、右ヒラメ筋内静脈に限局する固定性の血栓が見つかった。静脈は非圧縮所見を認め、血流が確認できなかった。造影CT検査では腹部・骨盤内の静脈や肺動脈に血栓を確認できなかった。
　この時点での対応は何か。

　手術室入室6時間前までヘパリンを投与した。血中ヘモグロビン値の低下などはみられず術前に明らかな出血を疑う所見はなかった。プロポフォールとレミフェンタニルで全身麻酔を導入し、ロクロニウムで筋弛緩を得たのちに気管挿管をした。セボフルラン、レミフェンタニル、ロクロニウムにて全身麻酔を維持した。手術は順調に進み、骨折部の整復、固定が行われた。出血量は320 mLであった。術野で閉創前の洗浄が行われているとき、突然生体情報モニターのアラームが鳴った。血圧74/42 mmHg、SpO_2 98％、$EtCO_2$ 16 mmHgと表示されている。
　この時点での対応は何か。

　呼吸回路に異常はなかった。術野では明らかな出血などは認めず、イベント発生直

前に新たな薬物や血液製剤は使用していなかった。観察可能な範囲で体表に紅斑を認めず、両側呼吸音は正常に聴取できた。心電図は洞調律、ST 変化はなかったが II 誘導で P 波の先鋭化を認めた。Etco$_2$ は 16〜18 mmHg であったが、動脈血ガス分析検査では F$_{IO_2}$ 0.5 で Pa$_{O_2}$ 66 mmHg、Pa$_{CO_2}$ 33 mmHg であった。これらの所見より肺血栓塞栓症（PE）が最も疑われた。血圧は 64/36 mmHg、心拍数は 96 beats/min である。術野は閉創中である。

　この時点で行うべき対応は何か。

　麻酔科上級医 1 名、看護師 2 名、臨床工学技士 1 名、他室で手術中であった心臓血管外科医 1 名が駆けつけた。麻酔科上級医に依頼してドブタミン 10 μg/kg/min、ノルアドレナリン 0.2 μg/kg/min の投与を開始した。心電図波形は洞調律、ST 変化はなかった。観血的動脈圧測定では血圧 35/22 mmHg であった。

　この時点で行うべき対応は何か。

症例　9　　肝切除術中の異常低血圧

　76歳、男性、身長155 cm、体重60 kg。5年前から原発性胆汁性肝硬変症で加療中。S7領域の肝細胞がんが見つかり肝亜区域切除術を予定された。術前経胸壁心エコー検査でdiffuse hypokinesis、駆出率（EF）30％と重度心機能障害を認めた。薬物負荷心筋シンチグラムで後下壁の陳旧性心筋梗塞と診断されたが、血行再建による心機能の改善が見込めないため、心疾患に対する介入はせず肝切除術を予定どおり施行することとなった。

　本症例患者の術中モニタリングとして適切なものは何か。

　麻酔は全身麻酔と硬膜外麻酔を併用することとした。標準モニタリングのほか、観血的動脈圧（ABP）、動脈圧心拍出量（APCO）、中心静脈圧（CVP）をモニタリングすることとし、経食道心エコー（TEE）も使用することとした。

　レミフェンタニル $0.3\,\mu g/kg/min$、ミダゾラム3 mg、ロクロニウム60 mgで麻酔導入した。循環動態の急激な変動を避けるため術中は硬膜外麻酔を使用せず、デスフルラン呼気終末濃度4％とレミフェンタニルを適宜増減することで麻酔を維持した。

　手術開始後、肝門部の脈管処理中、門脈を露出している際に突然大出血を来し、血圧、SpO_2、$EtCO_2$が低下した。

　フェニレフリン0.1 mgを数回静脈内投与するも低血圧が遷延した（図2）。ただちにとるべき行動は何か。

　急なバイタルサイン変化の鑑別診断として、適切なものは何か。

　血液ガス分析検査を行った。$EtCO_2$ 10 mmHg、$PaCO_2$ 55 mmHgと大きく乖離しており、TEEで肺動脈主幹部に大量の空気を認めたため、空気塞栓症による異常低血圧と診断した。

　空気塞栓症の対応として適切なものは何か。

　アドレナリン $20\,\mu g$ 投与でショック状態を脱したのち、術者に空気塞栓症であることを伝え、出血点を用手的に押さえてもらい生理食塩液で手術野を満たしてもらった。手術台を軽度頭挙上、左下にローテートして、中心静脈カテーテルから吸引を試みたが空気は除去できなかった。呼気終末陽圧（PEEP）10 cmH_2O をかけ、輸液でCVPの上昇を図り、ノルアドレナリン持続投与で血行動態を安定させた。その後、

徐々にノルアドレナリン投与速度を漸減し、無事手術は終了した。
　手術終了時点で、ノルアドレナリンを投与せずに血行動態は安定しており、血液ガスは正常値である。手術時間 6 時間、輸血量は濃厚赤血球 4 単位、新鮮凍結血漿 4 単位、水分バランスは＋5,000 mL である。
　術後管理として適切なことは何か。

症例 10　大量出血時の対応（産科例）

　27歳、女性、身長165 cm、体重59 kg（非妊娠時体重50 kg）。23歳時に遷延分娩で帝王切開術を施行されていたため、今回も帝王切開術が予定された。術前の血液検査はヘモグロビン（Hb）10.1 g/dL、血小板数23万/mm^{3}で、凝固機能検査は正常範囲内であった。血液型はAB型RH（＋）で不規則抗体はなかった。
　産科出血の特徴は何か。

　手術室に入室後、20ゲージ（G）の静脈ラインを確保し晶質液の投与を開始した。標準的なモニタリング（心電図、経皮的酸素飽和度、5分間隔の非観血的血圧、体温）を行い、硬膜外麻酔併用脊髄くも膜下麻酔を施行した。手術開始8分後に児と胎盤が娩出された。子宮弛緩予防を目的にオキシトシン5単位を投与した。手術開始20分後、出血量は羊水込みで2,100 mLとなり、現在も出血が続いている。心拍数は110 beats/min、血圧は90/42 mmHgであった。
　患者の評価法と必要な対応は何か。

　18 Gの静脈ラインを確保し、膠質液を投与した（コラム）。輸血部に連絡し、AB型RH（＋）の赤血球濃厚液（RCC）8単位、新鮮凍結血漿（FFP）10単位を確保した。術野では出血部位の特定を行っている。術野の血液は凝血塊を認めずサラサラとしている。患者は顔面蒼白で、冷や汗をかき、呼吸苦と胸部不快感を訴えている。心拍数は133 beats/min、血圧は71/33 mmHg、経皮的酸素飽和度は脈波検出不能であった。
　必要な対応は何か。

　産科危機的出血と宣言しRCCとFFPの輸血を開始した。麻酔科指導医1名、後期研修医1名、看護師3名、臨床工学技士1名が集まった。迅速導入を行い、全身麻酔に変更した。動脈ラインを確保し血球検査と凝固機能検査を行ったところ、Hb 4.8 g/dL、血小板数2万/mm^3、PT-INR 1.8、APTT 48.5秒であった。院内に同型輸血の在庫がないと輸血管理部門より連絡があった。術野では子宮動脈の結紮が行われたが、出血は続いている。心拍数は141 beats/min、血圧は51/27 mmHg、経皮的酸素飽和度は脈波検出不能であった。
　必要な対応は何か。

同型輸血が終了したため、異型適合血であるA型RCC 8単位、A型血小板濃厚液20単位を輸血した。術野では応援の心臓血管外科医により総腸骨動脈のバルーン閉塞が行われた。徐々にバイタルサインが安定し、心拍数は95 beats/min、血圧は88/54 mmHg、経皮的酸素飽和度は99％となった。抗播種性血管内凝固（DIC）製剤の投与も行われ止血が完了し、子宮全摘術は回避できた。術後は挿管したままICUに入室した。

　今後の対応と注意点は何か。

症例 11　アナフィラキシーへの対応

　42歳、男性、身長170 cm、体重75 kg。胆石症に対し、腹腔鏡下胆嚢摘出術が予定された。既往歴は高血圧にて降圧薬内服中であった。手術室入室時、血圧148/78 mmHg、脈拍68 beats/min、SpO_2 98%であった。

　駆血帯を左上肢に巻き、末梢静脈路を20ゲージ（G）で確保した。酸素投与6 L/minで前酸素化ののち、レミフェンタニル0.5 μg/kg/min、プロポフォール100 mg投与、マスク換気可能なことを確認し、ロクロニウム50 mg投与して、気管挿管を行った。抗生物質セファロスポリン1 gを生理食塩液100 mLに溶解して滴下を始めた。気管挿管10分後に血圧68/40 mmHg、脈拍120 beats/min（洞性頻脈）となったため、レミフェンタニルを中止し、エフェドリン8 mg投与、輸液負荷を行って経過観察していたが、その5分後には血圧48/30 mmHg、脈拍150 beats/min、SpO_2 91%で、前胸部から上肢にかけて、発赤と膨疹を認めた。呼吸音では喘鳴を認め、カプノグラフは閉塞性パターンを示していた。

　何が起こったのか。

　皮膚症状と血圧低下と頻脈、気道症状（喘鳴、閉塞性パターン）を認めており、アナフィラキシーショックが強く疑われた。

　原因物質として何を疑うか。

　エフェドリンなどの昇圧薬にも反応せず、10分後は血圧58/36 mmHg、脈拍142 beats/min、SpO_2 92%で、前胸部から上肢にかけての発赤と膨疹は拡大している。

　次に行うべき対応は何か。

　アドレナリン筋注を10分ごとに3回繰り返し行い、血圧85/40 mmHg、脈拍130 beats/min、SpO_2 92%となった。

　ほかに必要な治療は何か。

　輸液負荷、重炭酸リンゲル液2,000 mL投与、アドレナリンをさらに2回筋注し、抗ヒスタミン薬、ステロイドの追加静注を行い、血圧95/40 mmHg、脈拍110 beats/min、SpO_2 96%となった。

　主治医と相談し、手術は中止となり、口唇、舌の浮腫も認めたため、気管挿管のま

まICU入室となった。ICU入室2時間後に血圧78/40 mmHg、脈拍140 beats/min、Sp_{O_2} 91%、カプノグラフも再び閉塞性パターンとなった。
　次に行うべき対応は何か。

　その後、症状軽減し、呼吸状態も問題なく、翌日抜管され、ICUを退出し、一般病棟へ戻ることとなった。
　今後、アナフィラキシーに対する必要な検査は何か。

症例 12　術中心停止への対応

　70歳、男性、身長160 cm、体重56 kg。Stage Ⅱの大腸がんに対して腹腔鏡下結腸切除術が予定された。既往としては、糖尿病に対して内服治療中であった。術前の血液検査に特記すべき異常は認めなかった。12誘導心電図、呼吸機能検査、血液ガス分析検査でも異常はなかった。

　麻酔はデスフルラン、レミフェンタニル、ロクロニウムで維持した。術中の血行動態は観血的動脈圧でモニターし、安定していた。術中、腸吻合を行うため臭化ブチルスコポラミン（ブスコパン注®）20 mgを静注した際、心拍数が60→120 beats/minと一過性の上昇を認めた。手術終了時、デスフルラン、レミフェンタニル、ロクロニウムの持続投与を中止したところ、5分後に心拍数が70→120 beats/minまで再度上昇した。その後、スガマデクス200 mgを投与し自発呼吸を認めたが、呼名に反応せず覚醒が不十分であったため、抜管せずに観察した。手術終了から25分後、心電図モニター上ST上昇が出現し心室性期外収縮が散発するようになり、心室頻拍を経て心室細動（VF）となった。

　まずこの時点で行うべき対応は何か。

　胸骨圧迫を開始、ただちに麻酔科上級医、外科医、応援看護師が駆けつけた。
　次に行うべき対応は何か。

　胸骨圧迫開始後1分で初回除細動〔150 J（ジュール）〕が行われ、その2分後のリズムチェックでVFが継続していたため2回目の除細動（150 J）が行われた。その直後アドレナリン1 mgが投与され、次のリズムチェックで洞調律への復帰を認め、観血的動脈圧は150/90 mmHgであった。自発呼吸は認められず口答指示には従えなかった。100%酸素による換気のもとで、酸素飽和度SpO_2 100%、$EtCO_2$ 30 mmHgであった。
　この時点で行うべき対応は何か。

　ICU入室直後に意識が戻り、自発呼吸も再開したので抜管した。術直後の12誘導心電図に異常を認めず、胸部症状も認めなかった。翌日ICUを退室し、術後経過は良好であったので術後7日目に軽快退院となった。
　本症例では麻酔終了時の半覚醒時にST上昇から心室性期外収縮、心室頻拍、VFと

なったことから、冠攣縮性狭心症の発症が疑われた。
　本症例における、心停止の原因としては何が考えられるか。

症例 13 冠動脈攣縮

　69 歳、男性、身長 162 cm、体重 60 kg。耳鳴の精査において右頸静脈孔に脳腫瘍を認め、左側臥位での頭蓋内腫瘍摘出術を予定した。1 日 20 本（50 年間）の喫煙歴があるが、心血管系疾患の既往歴はなかった。術前の血液検査、心電図に異常を認めなかった。

　モニターとして心電図（Ⅱ誘導）、観血的動脈圧、パルスオキシメータを使用した。プロポフォール目標制御注入（TCI）2.5 μg/mL、レミフェンタニル 0.3 μg/kg/min で導入し、ロクロニウム 50 mg 静注後、気管挿管した。顔面神経モニター、舌咽神経モニターを行う予定のため、以後は筋弛緩薬を使用しなかった。右内頸静脈より中心静脈カテーテルを挿入後、左側臥位にし、手術を開始した。執刀時の血液ガス分析検査では、Pa_{O_2} 177 mmHg、Pa_{CO_2} 41 mmHg、pH 7.39、ナトリウム 142 mEq/L、カリウム 3.5 mEq/L、心電図（Ⅱ誘導）に異常を認めなかった（図 1）。

　手術開始 70 分後に、顕微鏡下に硬膜を切開した。血圧 85/61 mmHg であり、その後の心電図（Ⅱ誘導）が図 2 のように変化した。

　この時点で行うべき対応は何か。

　術前の心電図に異常がなく、手術操作により発症していることから、本症例では冠動脈攣縮、急性心筋梗塞が疑われた。

　確定診断のために次に行うべき検査は何か。

　12 誘導心電図Ⅱ、Ⅲ、aV_F で ST 上昇を認めた。

　治療として行うべきことは何か。

　その後、硝酸イソソルビド 2.5 mg 静脈投与し収縮期血圧が 100 mmHg 台から 70 mmHg に低下した。

　このときの行うべき対応は何か。

　血圧低下に対しフェニレフリン 0.1 mg を 2 回投与したが効果なく、心電図が心室細動となった（図 3）。

　この時点でただちに行うべき対応は何か。

術者に閉創を依頼し、心室細動から約 1 分後に仰臥位とした。胸骨圧迫を開始し、除細動〔200 ジュール（J）〕を行い、心拍が再開した。さらに硝酸イソソルビド 0.2〜0.5 µg/kg/min、ジルチアゼム 2 µg/kg/min の持続投与を行い、心電図はサイナスリズムとなった（図 4）。
　この時点で行うべき対応は何か。

　発症から 10 時間後に循環動態が安定したため抜管した。意識レベルはクリアで、四肢麻痺は認められなかった。3 日後、創部の再縫合術を全身麻酔下に行い、術中の冠動脈攣縮の再発はなく手術終了した。
　周術期冠動脈攣縮を引き起こす誘因は何か。

症例 14　中心静脈穿刺による鎖骨下動脈損傷

　60歳、男性、身長170 cm、体重85 kg。食道がんに対して、胸腔鏡補助下食道切除術が予定された。長期間の喫煙歴とアルコールの多飲酒歴を指摘されているが、呼吸器検査や肝機能検査に異常は認めなかった。術者の希望により、手術終了後に中心静脈穿刺による中心静脈カテーテルの挿入が予定された。
　中心静脈カテーテルを挿入する血管として、適正な部位はどこか。

　手術が予定どおりに終了し、鎖骨下静脈穿刺による中心静脈カテーテル挿入が予定された。
　穿刺前の対応は何か。

　超音波ガイド下にて鎖骨下静脈穿刺を行った。
　穿刺時の対応は何か。

　数回の穿刺の後に鎖骨下静脈穿刺、鎖骨静脈に中心静脈カテーテルが挿入された。挿入後、胸部X線検査を行い、カテーテルの位置と気胸の有無を確認し異常がなかったので、気管挿管の状態でICUに帰室した。
　ICUに帰室後から、血圧が徐々に低下し脈拍は上昇している。ドレーンからの排液は少ない。
　今後の対応は何か。

症例 15　CV ガイドワイヤーによる心タンポナーデ、穿孔

　55 歳、男性、身長 160 cm、体重 85 kg。重症大動脈弁狭窄症に対して、大動脈弁置換術が予定された。5 年前に頸部腫瘍を指摘され、頸部郭清術と放射線療法が行われている。現在糖尿病を指摘されており、経口血糖降下薬でコントロールは良好である。担当麻酔科医は 3 年目の後期研修医と専門医である。

　全身麻酔導入後に気管挿管を行い、その後経食道心エコープローブを挿入した。内頸静脈から中心静脈カテーテルを挿入する場面になった。

　中心静脈穿刺時に合併症を引き起こす危険因子は何か。

　内頸静脈に中心静脈カテーテル挿入予定の 3 年目の後期研修医は、超音波機器を準備し、患者を頭低位にして頸部を非穿刺側に 60°傾け、高度無菌バリアプレコーションを行い、16 ゲージ（G）の太さの血管穿刺針を用いて穿刺を行った。

　穿刺時に行う対応は何か。

　麻酔科後期研修医は、ガイドワイヤーがうまく挿入できず 3 回入れ直したのち、内頸静脈に中心静脈カテーテルを挿入できた。中心静脈カテーテルを 14 cm 挿入して固定した。挿入後から徐々に血圧が低下し、昇圧薬を投与しても血圧が上昇しなかった。聴診で両側の呼吸音は問題なかった。

　この状況での対応は何か。
　中心静脈穿刺時に発生する合併症とその対応は何か。

　経食道心エコー検査により、心タンポナーデが確認できた（図 1）。中心静脈穿刺時のガイドワイヤー挿入時の心損傷が疑われた。心臓外科医による開胸タンポナーデ解除術により、バイタルサインは回復した。引き続いて、大動脈弁置換術も問題なく行われた。本症例の問題点として中心静脈穿刺時の対応だけではなく中心静脈穿刺後の教育方法について改めて検討が行われた。

　中心静脈穿刺時に推奨される教育内容や方法は何か。

症例 16　局所麻酔薬中毒

　65 歳、男性、身長 165 cm、体重 50 kg。橈骨遠位端骨折に対し、骨接合術が予定された。既往歴は特になし。術前検査データにも特に異常を認めなかった。

　フェンタニル 50 μg 静注後に意識下に腕神経叢ブロック腋窩アプローチ（2％リドカイン 13 mL、0.5％レボブピバカイン 13 mL）を施行した。ブロック施行 15 分後にブロックの効果を確認しようとしたところ、患者が口周りの痺れ感、耳鳴りを訴えた。血圧を測定したところ 175/90 mmHg、脈拍数は 110 beats/min であった。

　この時点で行うべき対応は何か。

　人手を集め、酸素投与を開始し、20％脂肪乳剤、ジアゼパム投与の準備をしていると、患者は意識消失し、全身の痙攣が出現した。

　この時点で行うべき対応は何か。

　ジアゼパム 10 mg 静注、脂肪乳剤の投与後にしばらくして痙攣が治まり、マスク換気は容易になった。この時点で気管挿管を行った。気管挿管後しだいに血圧が低下し、収縮期血圧が 30 mmHg まで低下、心室性期外収縮も出現した。

　この時点で行うべき対応は何か。

　再度 20％脂肪乳剤のボーラス投与施行後、収縮期血圧が 90 mmHg まで上昇した。

　この時点で行うべき対応は何か。

　徐々に血圧が上昇し、直近の 15 分間は、脈拍 90〜100 beats/min、収縮期血圧 120〜130 mmHg、拡張期血圧 60〜80 mmHg と循環が安定してきた。自発呼吸も十分に認められる。

　この時点で行うべき対応は何か。

キーワード索引

和文

【あ】
アナフィラキシーの原因…129
アナフィラキシーの症状…129
アナフィラキシーの治療…129

【い】
意識下挿管…19
異常低血圧…101

【う】
右冠動脈閉塞…69

【か】
換気困難…9
換気不全…55
換気不能…9
冠動脈攣縮…153

【き】
機械的合併症…179
気管切開…39
危機的出血…113
気道火災…39
気道管理…1, 9, 19, 29
気道評価…1

教育体制…179
虚血性心疾患…153

【く】
空気塞栓症…101

【さ】
産科DICスコア…113
産科危機的出血…113

【し】
質の高い心肺蘇生…143
縦隔腫瘍…55
重度心機能障害…101
手術室火災…39
手術室での心肺蘇生…143
術野火災…39
ショックインデックス…113
心臓リスク…69
心電図異常…153
心拍再開後治療…143
深部静脈血栓症…85

【せ】
穿刺部位…167

【そ】
挿管困難…1
早期再灌流…69

【ち】
中心静脈穿刺…167, 179
チューブエスクチェンジャー…29
鎮静…19

【て】
帝王切開…113

【と】
橈骨遠位端骨折…191
動静脈血の鑑別…167

【は】
肺血栓塞栓症…85
抜管困難…29

【ふ】
ブロック施行15分後…191

【ほ】
補助循環…55

【む】
無脈性電気活動…85

【わ】
腕神経叢ブロック腋窩アプローチ…191

PBLDで学ぶ周術期管理　　　　　　　　　　　　　＜検印省略＞

2016年11月1日　第1版第1刷発行

定価（本体5,000円＋税）

　　　　　編集者　駒　澤　伸　泰
　　　　　　　　　森　本　康　裕
　　　　　発行者　今　井　　　良
　　　　　発行所　克誠堂出版株式会社
　　　　　〒113-0033　東京都文京区本郷3-23-5-202
　　　　　電話（03）3811-0995　振替 00180-0-196804
　　　　　URL　http://www.kokuseido.co.jp

ISBN 978-4-7719-0471-2 C3047 ￥5000E　　　印刷　三報社印刷株式会社
Printed in Japan ©Nobuyasu Komasawa, Yasuhiro Morimoto, 2016

・本書の複製権・翻訳権・上映権・譲渡権・公衆送信権（送信可能化権を含む）は克誠堂出版株式会社が保有します。
・本書を無断で複製する行為（複写, スキャン, デジタルデータ化など）は,「私的使用のための複製」など著作権法上の限られた例外を除き禁じられています。大学, 病院, 診療所, 企業などにおいて, 業務上使用する目的（診療, 研究活動を含む）で上記の行為を行うことは, その使用範囲が内部的であっても, 私的使用には該当せず, 違法です。また私的使用に該当する場合であっても, 代行業者等の第三者に依頼して上記の行為を行うことは違法となります。
・JCOPY ＜（社）出版者著作権管理機構　委託出版物＞
本書の無断複写は著作権法上での例外を除き禁じられています。複写される場合は, そのつど事前に（社）出版者著作権管理機構（電話 03-3513-6969, Fax 03-3513-6979, e-mail：info@jcopy.or.jp）の許諾を得てください。